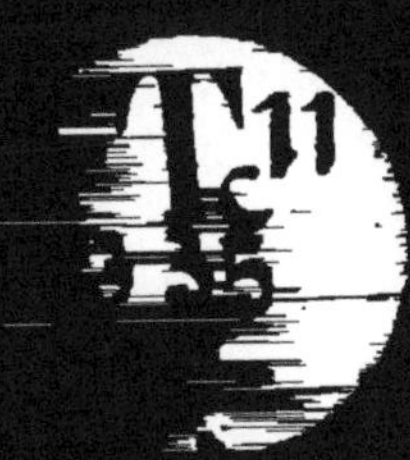

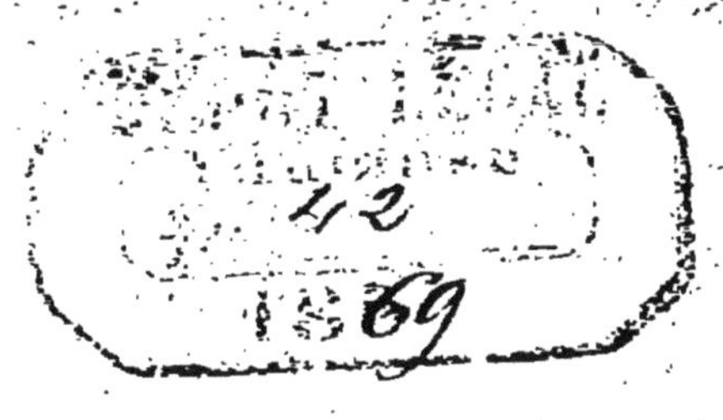

HYGIÈNE

Principaux Ouvrages dont M. AMÉDÉE CHAILLOT est auteur, rédacteur ou traducteur.

LA VIE ET LA DOCTRINE DE N. S. JÉSUS-CHRIST, suivant le texte de l'Évangile commenté par *Bossuet*. Un volume in-8°, *avec Approbation de Mgr l'Archevêque d'Avignon.* 5 fr.

LA VIE DE LA TRÈS SAINTE VIERGE, méditée par *Bossuet*. Un vol. in-8°. 3 fr. 50 c.

L'APOSTOLAT DE SAINT PAUL, d'après les Actes des Apôtres et les Épîtres de Saint Paul, développées par *Bossuet*. Un vol. in-8°. 3 fr. 50 c.

LES CONFESSIONS DE SAINT AUGUSTIN. Un volume in-12. 1 fr.

LA SOMME DES DONS DE SAINT JOSEPH, par *Isolano*, de l'ordre des Prêcheurs. 2 volumes in-12. 4 fr.

PSYCHOLOGIE ET DE LOGIQUE (Leçons pratiques de), tirées des œuvres de *Bossuet*, rédigées spécialement pour les Pensionnats de Demoiselles, revues par un Directeur de Séminaire. Un vol. in-12. 1 fr.

LA RHÉTORIQUE DES DEMOISELLES, tirée des œuvres de *Fénelon*, revue par un Directeur de Séminaire. Un volume in-12. 1 fr.

LEÇONS DE LITTÉRATURE POUR LES DEMOISELLES, tirées des œuvres de *Rollin*. Un volume in-12. 1 fr.

COSMOGRAPHIE, DE GÉOGNOSIE ET DE MÉTÉOROLOGIE (Leçons élémentaires de), à l'usage des Pensionnats de Demoiselles, ouvrage revu par M. le Chanoine P. Un volume in-12. 1 fr.

NOTIONS SUR LES BEAUX-ARTS, comprenant tout ce qu'il est utile de savoir sur le Dessin, la Peinture, la Sculpture, l'Architecture et la Musique. Un volume in-12. 1 fr.

LEÇONS PRATIQUES DE JARDINAGE ET D'ARBORICULTURE, à l'usage des Pensionnats de Demoiselles. Un vol. in-12. 1 fr.

LEÇONS ÉLÉMENTAIRES DE PHYSIQUE, avec fig. Un vol. in-12. 1 fr.

MÉNAGE (Leçons pratiques pour conduire un) et pour en tenir la Comptabilité, à l'usage des Pensionnats de Demoiselles. Un vol. in-12. 1 fr.

HYGIÈNE (Leçons pratiques d'), conseils pour conserver la santé, par le docteur N***, nouvelle édition revue pour les Pensionnats de Demoiselles par A. Chaillot. Un volume in-18. 1 fr.

LEÇONS PRATIQUES

D'HYGIÈNE

CONSEILS POUR CONSERVER LA SANTÉ

PAR LE DOCTEUR N***

Nouvelle édition revue pour les

PENSIONNATS DE DEMOISELLES

PAR A. CHAILLOT

auteur des Leçons de *Logique*, *Littérature*, *Cosmographie*, *Physique*, etc.

PARIS
VICTOR SARLIT, LIBRAIRE
Rue de Tournon, 19

AVIGNON
AMÉDÉE CHAILLOT, LIBRAIRE
Place du Change, 5

AVERTISSEMENT

Le recueil de conseils hygiéniques que nous offrons au public est, pour la plus grande partie, l'œuvre d'un médecin de la faculté de Paris qui a eu la modestie de ne pas se nommer. Son ouvrage qui a eu plusieurs éditions parut primitivement sous le titre de *Petit Hippocrate ou préceptes pour conserver sa santé, dédiés aux Pères et aux Mères*. Voici en quels termes l'auteur, en qui on reconnaîtra un homme expérimenté à la sagesse de ses préceptes, expose l'objet de son livre, dans l'avertissement de la première édition :

« En publiant ce petit Recueil, extrait des meilleurs ouvrages, nous n'avons pas prétendu qu'il ne fallait pas recourir au Médecin ; au contraire, nous invitons sérieusement, dans tout le cours de l'ouvrage, à l'appeler quand il en est besoin et à ne pas attendre pour cela que la maladie ait acquis un caractère de gravité, qui rendrait les secours plus difficiles et quelquefois inutiles. L'art de se traiter soi-même, ou de traiter les autres, est toujours dangereux pour le malade, quand on n'a pas les connaissances pratiques et théoriques de l'art. C'est l'oubli, ou la négligence de cette maxime, qui fait les charlatans et les victimes.

« Mais le Docteur n'est pas toujours sous la main; et l'expérience a dès longtemps fait connaître certaines précautions à prendre, soit pour éviter les maladies, soit pour s'opposer à leurs progrès, en attendant le Médecin. Et même ces précautions suffisent souvent pour dissiper les symptômes qui se présentaient.

« Le Petit Hippocrate considère comme causes de maladies, les diverses professions qu'exercent les hommes. Il a moins pour but de les guérir, quand elles sont graves, que de les prévenir, ou d'en empêcher la gravité de s'accroître. Car il est de la dernière importance que les hommes soient instruits de ce qu'ils doivent faire et éviter chacun dans l'état qu'il a embrassé.

« Si cet état est sédentaire et qu'on se tienne longtemps assis, on éprouve de mauvaises digestions, des vents, des maux de tête, des douleurs dans la poitrine. Une posture trop longtemps sédentaire expose à la consomption, à des affections hypocondriaques : si elle est trop continuée, cette posture vicie le sang et les humeurs par la stagnation, de là une foule de maladies qu'on peut prévenir par des précautions faciles à prendre.

« Les gens de lettres sont encore plus exposés que les autres personnes sédentaires. Penser continuellement, c'est, comme on dit, ne pas vouloir penser longtemps. Ils sont souvent assiégés de la gravelle et de la pierre. Les obstructions du foie, les squirres, la jaunisse, les indigestions, la perte de l'appétit, la consomption, l'apoplexie, les vertiges, la paralysie, les maladies aux yeux et surtout les fièvres nerveuses, telles sont les maladies qui affligent les gens de lettres, plus encore que les personnes sédentaires.

« Celles qui s'occupent de travaux pénibles ont aussi leurs maladies particulières, qu'on peut également prévenir, ou rendre moins dangereuses. Les rhumes, les esquinancies, les fièvres inflammatoires et intermittentes sont propres aux laboureurs, aux gens qui travaillent en plein air. En un mot, chaque état a les siennes, et ce petit ouvrage nous a paru le plus convenable pour éclairer le public, chacun dans l'état qu'il professe, sur les maladies qui y sont attachées : mais lorsqu'elles ont une fois empiré, il faut recourir au Médecin. Il n'y a pas de livre qui puisse le suppléer. »

Nous avons fait précéder ces conseils des Notions les plus élémentaires de la physiologie ; elles nous ont paru indispensables, tant on voit de personnes qui n'ont pas la moindre connaissance des organes du corps et de leurs fonctions.

Nous avons ajouté aux conseils du *Petit Hippocrate* d'autres conseils dûs à l'expérience d'un ancien médecin-en-chef d'hôpital qui consacra ses dernières années à des œuvres de bienfaisance, parmi lesquelles il comptait la publication d'un ouvrage, devenu aujourd'hui très-rare, intitulé la *Science de la Santé*.

L'HYGIÈNE

OU LA

CONSERVATION DE LA SANTÉ

Nécessité de l'Hygiène.

1. S'il est une vérité reconnue, c'est qu'il n'est rien de plus précieux que la santé. Ni la fortune, ni les honneurs, ni les agréments de la vie n'ont de prix, quand la maladie s'est emparée d'une personne ; elle n'a plus alors qu'une pensée unique : retrouver la santé perdue. On comprend qu'il n'est question ici que des biens de ce monde, au-dessus desquels restent toujours les biens spirituels. Il n'en est pas moins vrai que de tous les biens dont il est possible de jouir ici-bas, la santé est incontestablement le premier. Quiconque a été malade sait combien il était alors indifférent à tout excepté au désir de revenir à la

santé ; alors les choses les plus ordinaires de la vie, celles dont il jouissait sans s'en apercevoir, avant d'en être privé, deviennent pour lui l'objet des désirs les plus vifs. Malheureusement la perte de la santé n'est pas toujours réparable ; malgré les progrès de la science médicale, malgré l'habileté des médecins, que de fois ne voit-on pas la maladie rebelle à tous les remèdes, résister à tous les efforts pour la chasser du corps dont elle s'est emparée. C'est ce qui arrive surtout lorsqu'elle a une origine ancienne, lorsque ses causes ont leur source dans une mauvaise alimentation, dans l'absence de précautions, dans un défaut de soins de propreté, dans une négligence permanente de ce qu'exige la modération dans le boire et le manger, etc. C'est lorsqu'il est trop tard qu'on regrette les écarts de régime, les repas trop copieux, les veilles prolongées, les fatigues excessives. Vains regrets, le mal est fait, l'organisme est ébranlé, altéré, quelquefois partiellement détruit, et lorsque la mort n'abrège pas prématurément une vie mal dirigée, on traîne une existence pénible, troublée par les souffrances ou par des craintes perpétuelles.

2. Que faire pour prévenir un pareil malheur ? Le corps humain n'est-il pas naturellement exposé aux maladies, et est-il possible de le soustraire à la loi fatale qui le condamne à mourir ? Il est vrai que nul ne peut se flatter de ne jamais être malade, et que la mort est la fin inévitable de l'existence de l'homme sur la terre ; mais il est possible d'éviter un grand nombre de maladies, et de ne pas s'exposer à une mort prématurée. L'art d'obtenir ces avantages précieux n'est pas nouveau, mais s'il est connu depuis longtemps, il n'est pas assez mis en pratique, parce qu'il oblige à des précautions et même à certaines privations qui contrarient nos penchants. Les anciens ont nommé cet art *Hygiène*, nom qui vient d'*Hygie*, déesse mythologique de la santé. L'Hygiène est donc l'ensemble des moyens que l'on doit employer pour conserver sa santé, et comme ces moyens dépendent de chacun de nous, on aimera à en trouver dans ce livre l'indication claire et facile.

Notions indispensables sur les divers organes du corps humain et sur leurs fonctions.

3. Il n'est pas rare de rencontrer des personnes qui ne paraissent avoir que des notions incomplètes et même erronées sur l'organisation du corps humain. Elles ignorent quelles sont les fonctions du cerveau et des nerfs, du cœur et des vaisseaux sanguins, du poumon, de l'estomac et des autres viscères. Il faut bien cependant, quand on est malade, savoir dire au médecin où l'on a mal, et si l'on souffre à la poitrine, par exemple, ne pas confondre le poumon avec l'estomac ou le cœur. Il nous semble donc utile de faire précéder les conseils hygiéniques qui font la matière de ce volume d'une exposition courte, claire et facile à comprendre, des divers organes dont se compose le corps humain, et des fonctions que ces organes sont chargés d'exécuter.

4. La forme générale du corps est déterminée par le squelette, c'est-à-dire par la réunion des os, ou la charpente osseuse qui soutient ou enveloppe les diverses parties

du corps. Ce squelette, objet hideux et effrayant, est pourtant ce que chacun de nous porte en dedans de soi, mais revêtu de la chair et de la peau qui suivent ses grandes lignes et ses contours, et forment avec lui pendant la vie un ensemble souvent admirable de grâce et de beauté.

5. La tête est comme une boîte qui contient le cerveau, et qui est supportée par les vertèbres. Les vertèbres sont les petits os attachés les uns aux autres qui composent l'épine dorsale ou colonne vertébrale. De droite et de gauche de la colonne vertébrale partent les côtes ; les unes allant se réunir au devant de la poitrine, qu'elles enveloppent comme une caisse, à un os appelé *sternum* ; les autres, plus courtes et appelées fausses côtes, ne font pas le tour entier du corps.

6. Sur les premières côtes, sont attachées les deux omoplates, qui s'articulent avec les deux *humerus*, ou os du bras. A l'*humerus* s'articulent le *radius* et le *cubitus*, ou les dnux os qui forment l'avant-bras. Ceux-ci sont attachés aux petits os du poignet, auxquels tiennent les os de la main, articulés les uns à la suite des autres pour former les doigts.

7. Aux dernières vertèbres s'attachent les os du bassin, qui forment les hanches, et fournissent un point d'appui au *fémur*, ou os de la cuisse. Le fémur joue sur la *rotule*, ou os du genou, qui s'appuie de son côté sur le *tibia* et le *péroné*, qui sont les deux os de la jambe. La cheville et les os du pied sont analogues à ceux du poignet et de la main, avec une forme appropriée à leur destination.

8. Nos *muscles*, qui sont ce qu'on appelle vulgairement la chair, recouvrent les os auxquels ils sont attachés par des tendons. Ce sont, avec les os, les organes des mouvements. Les muscles, en se contractant, fléchissent les membres, et d'autres muscles, dits antagonistes des premiers, les ramènent à leur ancienne position par leur contraction. La volonté agit sur les muscles au moyen du cerveau et des nerfs.

9. Le cerveau et les nerfs composent ce qu'on appelle le système nerveux. Le cerveau proprement dit est l'organe de l'intelligence, et le centre où aboutissent toutes les sensations dont les nerfs sont les organes. Les nerfs partent du cerveau et se prolongent dans toute la longueur de la colonne

vertébrale, dans laquelle ils sont logés comme dans un canal, où ils forment la moëlle épinière. De droite et de gauche, tout le long de ce canal, partent des nerfs, par paires, qui vont se distribuer dans tout le corps où ils portent la sensibilité. Toute partie dépourvue de nerfs est insensible. Les nerfs, en se distribuant dans les muscles, leur transmettent, outre la faculté de sentir, celle de se contracter, et ils sont encore par là des organes de mouvement.

10. Le sang circule dans toutes les parties du corps ; il y porte la chaleur avec la vie, dépose les matériaux nécessaires à son entretien et recueille ceux qui sont devenus inutiles, soit pour les expulser au dehors, soit pour les révivifier. Mais le sang a besoin de se renouveler et de recevoir les qualités propres à entretenir la vie. Il se renouvelle par les produits de la digestion, et il devient propre à la vie par la respiration.

11. Le système de la digestion se compose de la bouche, de l'estomac et des intestins. La bouche reçoit les aliments, les broie au moyen des dents, les amalgame avec la salive, et par la déglutition les

fait descendre par le pharynx dans l'œsophage, et de là dans l'estomac. L'œsophage est un tube dont les mouvements dits péristaltiques forcent le bol alimentaire à arriver dans l'estomac, grande poche située au bas de la poitrine où les aliments séjournent pendant le temps nécessaire pour être transformés, au moyen du suc gastrique et des autres sucs fournis par les parois de l'estomac.

Tant que la digestion n'est pas terminée, l'ouverture entre l'estomac et les intestins, appelée *pylore*, reste fermée ; elle ne donne passage aux aliments que lorsqu'ils sont convertis en *chyme*, c'est-à-dire en une masse pulpeuse, à demi liquide.

12. De l'estomac le chyme passe dans l'intestin grêle dans l'intérieur duquel la digestion s'achève. Là il se mêle avec la *bile* et le *suc pancréatique*, qui sont fournis par le *foie*. Le foie est le viscère le plus volumineux du corps ; il est situé à la partie supérieure du ventre. Pendant son passage dans l'intestin grêle, le chyme se transforme graduellement en *chyle*, matière blanchâtre qui est absorbée par les parois de l'intestin. Alors le chyme, dépouillé en

très-grande partie des substances propres à la nutrition, prend une couleur plus foncée et passe dans le gros intestin, dont la partie inférieure, qui est la plus large, prend le nom de *rectum*. Le résidu de la digestion, après un séjour plus ou moins long dans le rectum, est expulsé au dehors par l'anus. Tel est le travail par lequel les substances si diverses qui servent d'aliments à l'homme sont amenées à l'état convenable pour servir à la nutrition du corps.

Le chyle, absorbé, comme nous l'avons dit, par les parois de l'intestin, passe dans les vaisseaux chylifères qui le conduisent dans le canal thoracique, et de là il arrive dans la veine sous-clavière. Là il se mêle au sang et est porté avec lui au cœur. Dans ce trajet il a pris de plus en plus les qualités du sang.

13. Le sang est le liquide nourricier, et la source de toutes les humeurs formées dans le corps : la salive, l'urine, la bile, le suc pancréatique, les larmes, etc. Il est composé de globules rouges et de *serum*, liquide jaunâtre et transparent. Nous avons dit que le sang portait la nourriture et la vie dans toutes les parties du corps; il y est

conduit par des vaisseaux appelés *artères*, qui partent du cœur et se ramifient par tout le corps. Lorsque le sang a déposé les molécules nourricières et vivifiantes dont il est chargé, il prend une teinte noirâtre et devient impropre à la vie. C'est alors qu'il est ramené au cœur par d'autres vaisseaux qu'on appelle *veines*. Les artères ont des pulsations qui battent en même temps que le cœur. Les veines n'en ont pas.

14. C'est dans le *poumon*, organe composé de deux lobes situés dans la poitrine, que le sang vient se révivifier, en se combinant avec l'oxygène de l'air qui est introduit dans le poumon par la respiration. Le poumon est composé d'une infinité de petites cellules qui communiquent avec les bronches, tuyaux qui viennent aboutir au larynx. Le larynx s'ouvre au fond de la bouche. Voici le mécanisme de la respiration : les côtes se soulèvent, et en se soulevant elles dilatent la capacité de la poitrine, et le poumon, suivant ce mouvement des côtes, se dilate à son tour. Alors, de même que l'eau monte dans un corps de pompe quand on y fait le vide au moyen du piston, ainsi l'air se précipite dans le poumon et y remplit jusqu'aux

moindres cavités. L'air se trouvant alors en contact avec les milliers de petits vaisseaux sanguins qui tapissent ces cavités ou cellules, son oxygène s'y combine avec le sang, et ensuite l'expiration se fait par l'abaissement des côtes, qui, retrécissant la poitrine, chassent l'air par les voies par où il est entré. Cet air qui sort du poumon est privé d'une partie de son oxygène, qui s'est combinée avec le sang, et il est chargé d'acide carbonique, gaz que le sang lui a abandonné en échange de son oxygène. Voilà pourquoi la respiration d'un grand nombre de personnes enfermées dans un local en vicie l'air, et le rend nuisible à la santé.

15. Nous avons dit que le sang circulait dans tout le corps : il s'agit de décrire le mécanisme de cette circulation qui est double ; car le sang retourné au cœur par les veines, en sort pour circuler dans le poumon où il se revivifie, revient au cœur, et en sort de nouveau pour circuler dans tout le corps.

Le cœur est un organe dont tout le monde connaît la forme extérieure ; il est placé dans la poitrine entre les deux lobes du poumon, un peu à gauche. Il est divisé à l'intérieur en quatre cavités ou chambres distinctes. Une grande cloison verticale le divise intérieurement en deux moitiés, dont chacune est divisée en deux autres, celle d'en-bas s'appelle ventricule, et celle d'en-haut oreillette. Le ventricule est séparé de l'oreillette par une cloison mobile qui les fait communiquer ensemble, tandis qu'il n'y a pas de communication entre les deux ventricules. Les cavités du côté gauche contiennent le sang artériel, et celles du côté droit le sang veineux. Le sang veineux arrive dans l'oreillette droite du cœur par deux grosses veines appelées veines caves, et passe de l'oreillette dans le ventricule situé au-dessous. De là il est lancé dans le poumon par l'artère pulmonaire, celle-ci s'y subdivise en une infinité de petits vaisseaux, et lorsque le sang a été mis en contact avec l'air, il revient au cœur par un autre système de petits vaisseaux qui finissent par se réunir en quatre gros vaisseaux qui viennent aboutir dans l'oreillette gauche du cœur. De là le sang redevenu artériel descend dans le ventricule gauche, d'où il sort, par l'artère dite aorte pour aller circuler dans tout le corps. Les contractions et dilatations alternatives du cœur, par un mécanisme très-simple, donnent au sang l'impulsion nécessaire pour accomplir cette double circulation. Ces contractions suivies de dilatations sont ce qu'on appelle vulgairement les battements du cœur. Elles se font exactement en même temps que les battements ou pulsations des artères. Ces pulsations, que l'on tâte ordinairement au poignet, à l'artère radiale, indiquent par leur fréquence, leur lenteur, leur régularité ou leur irrégularité, l'état de santé ou de maladie.

16. Aux divers organes dont nous venons de parler, il faut ajouter la rate, dont la fonction n'est pas bien déterminée, et les reins qui servent à séparer l'urine du sang. Des reins l'urine se rend dans la vessie. Les liquides superflus, dont le corps a besoin de se débarrasser, en sortent avec l'urine, ou bien par la surface de la peau, qui a pour fonction spéciale de servir à l'exhalation de ces liquides ; la peau les laisse passer tantôt à l'état gazeux, ou transpiration insensible, tantôt à l'état liquide, ou sueur. Si l'exhalation est brusquement arrêtée par quelque cause telle que le

refroidissement, il en résulte des maladies, telles que les rhumes, les fluxions de poitrine, les rhumatismes, etc. Il est donc essentiel de se précautionner contre ces suppressions.

Nous bornons là ces notions qui ne donnent qu'une bien faible idée de l'admirable organisation du corps humain, mais qui nous semblent suffire pour faire comprendre l'utilité des conseils contenus dans ce livre.

Conseils généraux de conduite pour conserver sa santé.

17. Il est beaucoup moins difficile de conserver la santé, que de la recouvrer quand on l'a perdue. Il est vrai qu'il faut s'y prendre de bonne heure, et que les soins de l'hygiène ne réparent pas un corps affaibli par les excès et ne peuvent tout au plus qu'empêcher le mal de s'aggraver. C'est donc de bonne heure qu'il faut veiller à prévenir les maladies. Il est à supposer que les soins des parents et des personnes chargées d'élever la jeunesse ont été assez vigilants, assez dévoués, assez éclairés pour écarter, prévenir ou détruire les causes visibles ou ca-

chées qui tendaient à altérer la santé des enfants et des jeunes gens des deux sexes. Ces conseils ne s'adressent par conséquent qu'à ceux qui ont atteint l'âge où, pour jouir de sa liberté, on est exposé à en abuser. La jeunesse encore privée d'expérience est dans ce cas. Quoique la religion, la pudeur naturelle, la timidité, le sentiment des convenances sociales, soient un frein puissant pour les jeunes filles, elles pourront prendre dans ces avis généraux ce qui les regarde, et elles en trouveront aussi quelques-uns qui leur sont exclusivement réservés.

Il n'existe pas, à proprement parler, de santé parfaite; et ce serait une erreur d'espérer de maintenir son corps exempt de tout malaise. L'homme robuste, vigoureux, dormant et digérant bien, supportant la la fatigue, etc., a, par sa forte constitution, une prédisposition à diverses maladies, qui naissent, comme on dit vulgairement, de trop de santé. Le tempérament sanguin, pas plus que le tempérament nerveux ou tout autre, ne saurait être le type d'une santé parfaite. Ces conseils n'ont donc pas pour but d'aider les gens à obtenir l'équilibre inaltérable de la santé, mais bien, avec un tempérament donné, d'en tirer la plus grande somme possible de bien-être.

18. D'abord il ne faut s'ocuper ni trop ni trop peu de sa santé. Celui qui y songe trop, et qui sait à combien de maladies l'homme est exposé, se croit, au moindre malaise, atteint d'une de ces maladies. Il s'observe sur tout ; s'il a chaud, s'il a froid, s'il dort beaucoup, s'il dort peu, s'il a le ventre trop libre ou trop peu, il voit là une cause de maladie ; il craint de faire trop d'exercice ; il craint d'être trop sédentaire ; il n'ose pas manger un morceau de plus qu'à l'ordinaire, et il a peur de ne pas assez manger. Sa vie est une anxiété continuelle, surtout s'il a eu le malheur de lire des livres de médecine.

Celui-là au contraire qui s'occupe trop peu de sa santé, sans parler des excès de table ou d'autres plus dangereux encore, s'expose tout suant à un courant d'air froid, sort trop légèrement vêtu, se prive de sommeil, ou dort la grasse matinée, se livre à des fatigues extrêmes ou à un repos absolu, et tandis que le premier court le risque de tomber dans l'hypocondrie ou dans des maladies nerveuses, le second s'expose à mille accidents fâcheux qu'il aurait pu éviter avec un peu de précaution.

Concluons qu'il faut avoir un soin modéré et intelligent de sa santé, et se persuader, d'un côté, que par là on évitera souvent de petites indispositions comme un rhume, des douleurs rhumatismales, des courbatures, des indigestions, etc. et quelquefois des maladies plus graves, et de l'autre, que, quelles que soient les précautions dont on s'environne, on pourra peut-être éviter une maladie un peu grave, mais jamais celle qui doit mettre fin à la vie.

19. De même il faut savoir se tenir dans une juste mesure entre ceux qui pour un rien appellent le médecin, et ceux qui n'ont recours à lui que lorsque le mal a fait des progrès souvent irrémédiables. N'oublions jamais que la médecine est impuissante pour guérir un grand nombre de maladies graves, et que bien des maladies plus légères se passeraient même sans remèdes. Est-ce à dire que la médecine est inutile ? Non, car il est des cas où ses secours, appliqués à temps et par un médecin habile ou heureux, sauvent

une vie qui se serait éteinte. Or, comme on ne sait jamais, lorsqu'on tombe malade, si l'on n'est pas dans un de ces cas, il est toujours prudent d'appeler le médecin. C'est un devoir pour les personnes qui voient un des leurs cesser de se bien porter. On ne tarde pas à juger qu'il ne s'agit pas d'une simple indisposition, lorsque le malaise, la fièvre, l'insomnie, le mal de tête ne cessent pas au bout d'un jour ou deux, lorsqu'on voit le malade assoupi, indifférent à ce qui se passe autour de lui, ou bien agité, parler d'une voix brève, entrecoupée, avoir les idées un peu exaltées. Il suffit d'une légère habitude de voir des malades pour juger de la gravité du mal. Appeler le médecin à temps, c'est au moins s'éviter des regrets poignants, si une personne chère vient à mourir sans les secours de l'art.

20. Mais ne nous occupons pas de la maladie, puisque nous avons à dire ce qu'il faut faire pour tâcher de l'éviter. La condition la plus importante pour atteindre ce but c'est de mener une vie réglée. Point d'excès d'aucun genre, être sobre dans les repas, se lever de bonne heure et ne pas se

coucher tard, s'abstenir de liqueurs fortes, dominer ses passions, faire de l'exercice, et ne se fatiguer que par intervalles, avoir ses heures de travail et ses heures de repos, telles sont les règles principales qu'on doit s'imposer, si l'on veut maintenir ses organes en équilibre ; ajoutez à cela des vêtements chauds en hiver sans être trop lourds, légers en été, mais suffisants pour garantir des refroidissements, un logement bien aëré et bien éclairé, une alimentation saine préparée sans assaisonnements trop excitants, un travail modéré, des distractions honnêtes, et, sauf la part des évènements imprévus, vous éviterez une foule de malaises et d'indispositions qui, à la longue, usent le tempérament et l'exposent à prendre plus facilement les maladies.

21. C'est surtout dans le temps des épidémies, aux changements des saisons, à mesure qu'on avance en âge, qu'on doit s'observer davantage. Tel écart de régime, qui n'aurait pas de résultat fâcheux pour une personne jeune, produit une maladie grave chez une personne âgée ; une indigestion sans conséquence en temps ordinaire peut être mortelle quand règne le choléra ;

le séjour dans une atmosphère peu saine, qui souvent n'influe pas sur les constitutions robustes, cause la fièvre typhoïde aux plus forts quand elle sévit épidémiquement.

22. Les maladies n'ont pas seulement leur source dans les causes physiques ; un grand nombre, chez les personnes qui ont dépassé l'adolescence, naissent des causes morales. Les chagrins, les passions violentes, sont peut-être bien plus dangereuses pour l'homme. A la différence des animaux sur qui les éléments ont une influence prépondérante, l'homme, doué d'une âme raisonnable, résiste aux causes de destruction qui l'entourent par la force de son caractère, ou, s'il est pusillanime, il est facilement abattu par tout ce qui trouble la paix de son existence. C'est surtout dans l'état de maladie que l'on voit combien il est avantageux d'avoir l'âme ferme et la conscience tranquille. L'agitation, la frayeur, l'attachement extrême à la vie, suffisent pour aggraver l'état d'un malade qui ne sait pas se dominer, tandis que le calme, la confiance, la résignation, aident puissamment à la guérison. Il n'est pas facile, dira-t-on, de modifier son caractère et d'être toujours

maître de soi, principalement quand la violence du mal affaiblit les facultés. C'est vrai : aussi n'est-ce pas au malade qui n'a jamais fait le moindre effort sur lui-même que s'adressent ces conseils; mais à l'homme sain qui entre dans cette carrière militante qu'on appelle la vie. C'est de bonne heure qu'il faut combattre ses passions, se modérer si l'on est emporté, se contenir si l'on est passionné, se fortifier si l'on est faible, se distraire si l'on est mélancolique, en un mot réprimer tout mouvement désordonné de l'âme. Réduit à ses propres forces l'homme serait impuissant; l'exemple de ses semblables lui serait plus nuisible qu'utile, car les gens raisonnables ne sont pas les plus nombreux. Il doit chercher son point d'appui dans la raison qui lui montrera son intérêt bien entendu, et par-dessus tout dans la religion qui enseigne la pratique des vertus et qui, en dédommagement des sacrifices passagers qu'elle impose, donne le calme et la résignation nécessaires pour souffrir victorieusement les épreuves de la vie, parce qu'elle seule a des espérances qui compensent surabondamment toutes les peines de ce monde.

23. Les femmes sont, par leur sensibilité naturelle, plus exposées que les hommes aux effets des passions sur leur organisme ; heureusement elles sont plus protégées par la religion. En général les femmes sont plus pieuses que les hommes, et elles trouvent dans leur piété le secours le plus efficace dans les peines de la vie, auxquelles elle sont plus sensibles et qui les accableraient, si les consolations divines ne répandaient pas un baume réparateur dans leur âme. La femme, qui a le malheur d'oublier la religion, se maintient rarement dans les voies de la vertu. C'est celle-là qui donne ces tristes exemples des écarts où jettent les passions. Que de maladies sont le fruit des désordres du corps et du cœur, longue en serait l'énumération. Quoique la femme, par son sexe, soit exposée à des maladies inconnues à l'homme, ces maux font moins de victimes que les passions. Son organisation délicate, sa sensibilité nerveuse, son imagination facile à exalter, son caractère moins ferme l'exposent à des entraînements que l'homme connaît peu. Il est heureux que la religion ait conservé sur elle un

empire puissant ; c'est sa sauve-garde la plus sûre contre les écarts.

Outre les maladies que la femme contracte dans les laborieuses fonctions que la nature lui a départies, il en est d'autres que les caprices de la mode lui infligent, sans qu'elle ait généralement assez de force et de raison pour s'en garantir. Tantôt ce sont des vêtements d'étoffes trop légères, ou de formes qui laissent à nu des parties du corps que la pudeur, ou au moins le soin de la santé, obligerait à couvrir ; tantôt ce sont les liens trop étroits des corsets qui serrent la poitrine à l'excès, en changent la forme, et produisent des maladies par la compression des viscères qu'elle contient ; tantôt ce sont des jupes cerclées de fer qui, tenant les robes soulevées laissent exposées aux refroidissements tout ce que les robes et les jupes étaient destinées à en garantir.

Ces conseils généraux trouveront leur complément dans les articles qui suivent ; nous exhortons à ne pas les dédaigner. Il est beaucoup moins difficile de prévenir les maladies que de les guérir, et si, pour bien des gens, la vie n'atteint pas sa limite ordinaire, c'est qu'elle s'est usée de bonne heure par les excès ou par les privations.

Des diverses Professions considérées comme causes de maladies.

24. Les conseils généraux d'hygiène subissent certaines modifications suivant le genre de vie de chacun. Les femmes ont autant besoin que les hommes de savoir quelles précautions sont indispensables pour conserver la santé, suivant les occupations et les travaux des diverses professions, car comme mères, comme épouses, comme filles, comme sœurs, elles ont l'obligation morale de veiller sur les personnes qui leur sont chères. Par conséquent, il n'y aura aucun détail superflu dans ce qui va suivre.

C'est vers l'âge de quatorze ans, plus ou moins, que les hommes se trouvent entraînés dans l'exercice d'un état ou d'une profession au choix desquels ils n'ont eu le plus souvent aucune part, et qui, en conséquence, se trouvent quelquefois répugner autant à la santé qu'à leur goût. Cependant, comme chacune de ces occupations, en particulier, est moins nuisible par elle-même qu'elle ne l'est par la manière dont on s'y livre, il est de la dernière importance que les hommes soient instruits de ce qu'ils doivent faire et éviter chacun dans l'état qu'il a embrassé.

25. Ainsi, les fondeurs, les verriers, les chimistes, toutes les personnes qui travaillent à un feu ardent, sauront que leurs laboratoires doivent être ouverts de tous les côtés, afin que l'air, y circulant le plus facilement possible, puisse entraîner promptement et sûrement la fumée et les autres exhalaisons pernicieuses des corps qui sont en combustion. Cette libre circulation rafraîchit l'air, qui, sec et brûlé, ne peut dilater convenablement les poumons, et rend les personnes qui s'occupent de ces travaux, sujettes à la toux, à l'asthme, phtisie, etc. Ces mêmes personnes se couvriront de leurs habits avant de quitter leur laboratoire, afin de ne point être refroidies tout-à-coup. Elles ne travailleront que quelques heures de suite.

26. On apportera les mêmes précautions dans les mines, dans les carrières, dans les souterrains, dont l'air est souvent imprégné d'exhalaisons qui le rendent le poison le

plus subtil. Le ventilateur est indispensable dans ce cas.

Une attention particulière à ces mêmes ouvriers, est de ne jamais se rendre aux mines étant à jeûn, et de ne pas rester trop longtemps sous terre, de ne prendre que des aliments nourrissants, de boire des liqueurs fermentées; d'éviter la constipation, et pour cet effet, de prendre de temps en temps de l'huile d'olive, qui a la propriété de relâcher, d'enduire les intestins, et par là, de les défendre des particules métalliques dont l'air est imprégné, surtout dans les mines. On peut mâcher. dans la même intention, un peu de rhubarbe.

27. Toutes ces personnes doivent avoir la propreté en vénération. En conséquence, elles doivent se laver souvent, et changer d'habits toutes les fois qu'elles quittent l'ouvrage. Les plombiers, les peintres, les barbouilleurs, les potiers de terre, les doreurs en vermoulu, ceux qui travaillent au blanc de plomb, tous ceux qui travaillent aux métaux, les chandeliers, ceux qui travaillent les substances animales, les corroyeurs, les chapeliers, ceux qui font les cordes pour les instruments de musique, les rôtisseurs-traiteurs, les cuisi-

niers, les bouchers, les tripiers, les charcutiers, les poissonniers, les marchands de fromage, etc. ; en un mot, tous ceux dont le métier est exposé à la malpropreté, et qui, pour la plupart, respirent des vapeurs fétides animales, étant exposés aux mêmes accidents, doivent tenir la même conduite pour les prévenir.

28. Les laboureurs, tous les gens qui travaillent en plein air, exposés par leur état aux effets de la transpiration arrêtée, tels que les rhumes, les esquinancies, les fièvres inflammatoires et intermittentes, doivent éviter de rester assis ou couchés sur la terre humide, de rester au soleil sans travailler, de se reposer au soleil, d'y dormir, de s'exposer au serein, à l'air de la nuit, etc.

Les hommes qui portent des fardeaux pesants, les crocheteurs, les journaliers, ceux qui font des ouvrages pénibles, étant obligés d'employer beaucoup de force, respirent difficilement ; de là les ruptures de vaisseaux, le crachement de sang, les descentes, etc. Toutes ces personnes, ainsi que les forgerons, ménageront leurs forces, et par conséquent ne travailleront pas trop longtemps de suite, parce que les muscles, violemment agités, font une grande dépense de fluide nerveux, qui ne peut être réparé que par le repos.

Ces mêmes personnes sont encore sujettes aux érésipèles, causées par la suppression subite de la transpiration, par la boisson d'eau froide quand on a chaud, par les pieds mouillés, par les habits humides, etc. Ces mêmes causes peuvent encore donner lieu à la passion iliaque, aux coliques, aux vents, et aux autres maladies du bas ventre, qui proviennent d'autres fois d'aliments indigestes et venteux, comme du pain fait avec les fèves, le seigle, les fruits verts, etc.

29. Avec un peu d'attention, on peut prévenir tous ces mauvais effets. En conséquence, quand les ouvriers reviendront de leur travail, transis ou mouillés, ils se garderont bien de courir au feu et de plonger leurs mains dans l'eau chaude ; ils se tiendront au contraire pendant quelque temps à une certaine distance du feu, ils tremperont leurs mains dans l'eau froide, et les frotteront avec une serviette sèche ; ceux qui seront engourdis par le froid, au point d'a-

voir perdu l'usage de leurs membres, se feront frotter avec de la neige, ou avec de l'eau très-froide, si l'on ne peut avoir de neige. Ceux dont les habits seront mouillés en prendront sur le champ de secs; ceux qui auront les pieds mouillés les tremperont dans l'eau chaude, etc.

Les ouvriers auront soin de se bien nourrir et de prendre leurs repas à des heures réglées. Ce précepte est de la dernière importance. Ils auront soin de prendre une nourriture substantielle et abondante, s'ils veulent éviter les fièvres de mauvais caractère, et les maladies de la peau, auxquelles ils sont si sujets. Ils se garderont bien de se piquer d'émulation à boire au point de vouloir l'emporter les uns sur les autres; ils fuiront cet excès d'imprudence, comme la mort, à laquelle il peut les conduire.

30. Les soldats, qui doivent être rangés dans la classe de ceux qui s'occupent de travaux pénibles, doivent être bien couverts, bien nourris ; leurs logements doivent être secs, aérés, et l'on doit éloigner ceux qui sont malades de ceux qui sont en santé.

En temps de paix, on doit les endurcir aux intempéries des saisons, augmenter leur force et leur courage; il faudrait les occuper peu d'heures par jour, en plein air, à des travaux publics ; par ce moyen on leur ferait fuir l'oisiveté, la mère de tous les vices, et on les empêcherait de se livrer aux excès de l'intempérance, qui, pour l'ordinaire, leur sont aussi nuisibles en temps de paix, que les fatigues en temps de guerre.

Les gens de mer sont dans la même classe que les soldats. On doit veiller à ce qu'ils ne se livrent point aux débauches, qui font périr tant de matelots sur les côtes étrangères. Quand ils sont mouillés, ils ne doivent recourir ni aux boissons spiritueuses, ni aux liqueurs fortes ; ils doivent, au contraire, prendre des boissons délayantes, chaudes à un certain degré, et se coucher immédiatement après avoir changé d'habits.

On doit avoir soin, surtout dans les voyages de long cours, d'approvisionner le vaisseau de différentes espèces de graines, de légumes et de fruits surtout acides. On les aura en substances, ou l'on en exprimera les sucs, que l'on peut conserver, ou frais ou fermentés. Alors on fera moins usage de provisions salées, qui vicient les humeurs, occasionnent si souvent le scorbut, et tant d'autres maladies opiniâtres. Il faut que les marins acidulent toutes leurs boissons ; il faut qu'ils conservent, à bord, de la farine, afin de pouvoir faire du pain frais tous les jours. Ils conserveront encore du moût de bière en pâte ; ils en feront une boisson sur-le-champ, en la faisant infuser dans de l'eau bouillante pendant quelque temps. Cette liqueur est très-saine, et on a trouvé qu'elle était un spécifique contre le scorbut.

On peut encore faire provision de vins légers et de cidres, qui, quoique tournés à l'aigre, n'en sont pas moins utiles. Le vinaigre est un spécifique excellent dans la plupart des maladies, et devrait être en usage dans tous les voyages, surtout à la mer. On doit encore embarquer les animaux qui peuvent se conserver vivants. Les gens de mer et les soldats gardes-côtes doivent user de la quinine comme d'un spécifique contre les maladies auxquelles ils sont exposés.

31. Les hommes qui s'occupent de travaux sédentaires doivent éviter de rester assis plus de trois ou quatre heures de suite : 1° pour ne pas être trop de temps sans prendre de l'exercice ; 2° pour changer

d'air, et par là fuir toutes les maladies de poitrine, auxquelles ils sont si sujets.

Ils doivent éviter de se tenir longtemps dans une posture courbée, s'ils veulent ne plus éprouver de mauvaises digestions, des vents, des maux de tête, des douleurs dans la poitrine; s'ils ne veulent plus être sujets à la consomption, à l'affection hypocondriaque, etc. La posture courbée gêne encore la circulation dans les parties inférieures : de là les maux de jambes dont souvent les gens sédentaires perdent l'usage. Outre cela, cette posture vicie le sang et les humeurs par la stagnation; la transpiration est arrêtée : de là la gale, les ulcères sordides, les pustules de mauvais caractère, et d'autres maladies de la peau si communes parmi ces ouvriers. La posture courbée déforme le corps; l'épine perpétuellement pliée prend une forme voûtée, qu'elle conserve ensuite toute la vie; de là l'empêchement des fonctions vitales, le relâchement universel des parties solides, les écrouelles, la consomption, et la foule de maladies nerveuses, si fréquentes depuis que les travaux sédentaires sont devenus si communs.

En conséquence, ils doivent se tenir dans

la posture la plus droite possible, soit qu'ils travaillent debout ou assis. Ils doivent changer de situation très-souvent dans la journée, abandonner l'ouvrage de temps en temps, et, dans les intervalles, se promener en plein air, courir, aller à cheval, se livrer à tous les exercices qui peuvent donner de l'action aux fonctions vitales. Ils doivent bien se garder d'employer ce temps de récréation au café, ou à des amusements sédentaires ; ils doivent bien observer la propreté la plus scrupuleuse.

Ils doivent éviter les aliments venteux, de mauvaise digestion, et observer la tempérance la plus sévère. Ils feront bien de s'occuper du jardinage dans leurs moments de loisir, s'ils sont dans le pouvoir de le faire.

32. Les gens de lettres sont encore plus exposés que les autres personnes sédentaires. On n'en voit qu'un petit nombre qui soient forts et bien portants, et qui vivent jusqu'à un âge avancé. Une étude suivie a souvent ruiné, en peu de mois, la meilleure constitution. Penser continuellement, c'est

comme on dit, ne pas vouloir penser long-temps.

Les gens de lettres sont sujets à la goutte, suite des mauvaises digestions et de la transpiration arrêtée. Ils sont souvent attaqués de la gravelle et de la pierre, effets du peu d'exercice. Les maladies du foie, telles que les obstructions de ce viscère, les squirres, la jaunisse, les indigestions, la perte de l'appétit, la destruction du corps entier sont les suites de la vie sédentaire, à laquelle les gens de lettre sont astreints. La consomption, si commune parmi eux, est la suite de la posture penchée et appuyée contre un bureau, dans laquelle ils travaillent. Une trop grande application conduit aux maux de tête, à l'apoplexie, aux vertiges, à la folie, à la paralysie, aux maladies des yeux, aux fièvres de toute espèce, surtout du genre nerveux, à l'hydropisie, à l'affection hypocondriaque, maladie la plus triste et la plus désespérante.

Pour éviter cette foule de maux, l'homme de lettres doit se persuader qu'il doit donner souvent, et pendant un temps convenable, du relâche à son esprit, soit en se produisant dans quelque société agréable, soit en prenant quelque divertissement, qui demande l'exercice, soit de toute autre manière. Il ne doit point rester trop longtemps assis, puisque cette situation trouble les digestions, dérange les sécrétions, et s'oppose à la transpiration.

L'exercice auquel il doit se livrer, est celui qui met toutes les parties du corps en mouvement; tel est celui du cheval; mais il ne doit point le prendre seul dans un lieu solitaire; il faut que ce soit en société, dans des lieux agréables et qui lui fournissent des objets qui bien loin de demander de l'application, le distraient, le récréent, et lui fassent oublier les affaires du cabinet.

Il faut que son cabinet soit spacieux et bien aéré: que s'il lit et écrit beaucoup, ce soit tantôt debout, tantôt assis, et toujours dans la posture la plus droite possible. Celui qui ne fait que dicter, doit le faire en se promenant. Quand il le peut, il doit lire et parler tout haut. C'est un excellent exercice que de débiter des discours en public.

Le matin a toujours été reconnu pour être le temps le plus propre à l'exercice.

Cependant, c'est à l'homme de lettres à se consulter; mais il ne faut jamais passer une matinée entière sans prendre de l'exercice. Que ce soit avant ou après le travail, il doit s'en faire une affaire capitale, et il doit être aussi attentif à ses heures de récréation, qu'à ses heures d'étude. La musique doit être un des délassements chéris des gens de lettres.

Ils doivent éviter les alimens aigres, venteux, rances, de difficile digestion. Leurs soupers doivent être légers et pris de bonne heure. L'eau doit être leur principale boisson. La bière qui ne soit pas trop forte, le bon cidre, le vin trempé, leur conviennent. Ils ne doivent jamais se mettre à table immédiatement après l'exercice, ni s'exercer immédiatement après les repas. En général, l'exercice ne doit jamais être violent, ni porté à un degré excessif de fatigue. Ils doivent le varier souvent. Les bains froids leur conviennent ; ils peuvent même leur tenir lieu, jusqu'à un certain point, de tout autre exercice.

Des Aliments.

33. Tous les hommes doivent avoir la plus grande attention au régime : il est de la plus grande importance pour la conservation de

de la santé. La première règle à suivre, est d'éviter tout excès ; le trop comme le trop peu de nourriture est nuisible. Les végétaux et les animaux sont également propres à nous nourrir ; mais il y a un choix à faire dans les qualités de ces substances.

Les grains gâtés sont des poisons, qu'il est de l'intérêt du Gouvernement d'empêcher qu'on expose en vente. Les autres substances végétales, gardées trop longtemps, deviennent malsaines. La viande est encore plus sujette à la corruption. On ne doit jamais manger d'animaux qui meurent d'eux-mêmes, puisqu'alors ces animaux ne meurent que parce qu'ils sont malades. On doit également s'abstenir d'animaux qui meurent par accident, parce que le sang qui se répand dans les chairs les fait bientôt tourner à la putridité. Les canards, les cochons, tous les animaux qui vivent d'ordures, tous ceux qui sont engraissés avec des aliments grossiers, que l'on tient enfermés, qui ne jouissent point du grand air, occasionnent des indigestions et appesantissent les esprits.

La viande, prise en grande quantité, a souvent conduit au scorbut et à la suite nombreuse de cette maladie, telle que les indigestions, la mélancolie, l'hypocondriacie, etc. Ceux qui sont jalonx de leur santé, ne doivent manger de la viande qu'une seule fois en vingt-quatre heures. Cette viande ne doit être que d'une seule espèce. Les aliments ne doivent être ni trop trempés ni trop secs. Les aliments aqueux relâchent les solides et rendent le corps faible, les aliments trop secs communiquent de la rigidité aux solides, vicient les humeurs, et disposent le corps aux fièvres inflammatoires, au scorbut, etc.

L'appétit doit être le seul cuisinier dont on doive faire cas. Rien de plus dangereux que les sauces piquantes, que les soupes succulentes, que les assaisonnements de haut goût : toutes ces préparations ne sont propres qu'à exciter la gourmandise, et ne manquent jamais de nuire à l'estomac. La viande, simplement bouillie ou rôtie, est tout ce que l'estomac demande.

L'eau, qui devrait nous tenir lieu de toute boisson, doit être au moins celle qui soit le plus en usage. La bonne eau doit être légère, sans couleur, sans odeur, etc. Ces qualités ne se trouvent naturellement que dans celles de rivières. On doit s'abstenir des eaux qui ont séjourné longtemps dans des lacs, dans des étangs, conme ayant acquis de la putridité. Quand aux liqueurs fermentées, si elles sont bues modérément, elles peuvent ne pas nuire à la santé ; mais leur excès, et l'usage de celles qui sont mal préparées et falsifiées, sont mortels. Les liqueurs fermentées trop fortes s'opposent à la digestion, bien loin de l'aider ; elles relâchent et affaiblissent le corps, bien loin de le fortifier.

Les gens qui s'occupent de travaux pénibles peuvent même se passer de liqueurs fortes. C'est une erreur de croire que ces personnes en ont absolument besoin. Ceux qui n'en font point usage sont non-seulement capables des plus grandes fatigues, mais encore ils vivent plus longtemps que les autres.

Les liqueurs fermentées ne doivent point être bues toutes nouvelles, parce que la fermentation n'étant pas achevée, elles se débarrassent de leurs gaz dans les intestins, de là les vents ; si elles sont trop anciennes, elles s'aigrissent dans l'estomac, et nuisent à la digestion. Toutes ces raisons devraient porter chaque personne à préparer elle-même ses liqueurs fermentées, quand elle est dans le cas de le faire. Ce serait en outre un moyen sûr de prévenir toutes les falsifications, toutes les fraudes et l'usage pernicieux qui s'en fait dans le commerce.

Le pain, aliment le plus essentiel, le plus salutaire, le plus universel, ne saurait demander trop d'attention. Pour l'avoir bon et salubre, il serait donc de la plus grande importance, que chacun le préparât soi-même, il n'y emploîrait que de bons grains ; il se garderait de faire usage des ingrédiens que les boulangers n'emploient que trop souvent pour le rendre agréable à la vue, sans consulter s'il peut nuire à la santé. Le pain le meilleur est celui qui n'est ni trop lourd, ni trop léger, qui est bien fermenté, cuit de la veille ; qui est fait de bonne farine de froment, ou plutôt de froment et d'un peu de seigle, mêlés ensemble.

34. Ce n'est pas assez que l'on sache quels sont les aliments qui conviennent aux hommes en général ; il faut encore savoir quels sont ceux qui conviennent à chaque constitution en particulier. En conséquence, les personnes qui abondent en sang doivent être scrupuleuses dans l'usage des

nourritures succulentes : elles doivent éviter les mets salés, les vins généreux, la bière forte, etc. Leur nourriture ne doit consister le plus souvent qu'en pain et en substances végétales ; leur boisson doit être de l'eau, du petit-lait, etc.

Les personnes grasses éviteront toutes les substances grasses, huileuses ; elles mangeront souvent des raves, de l'ail, des épices, tout ce qui peut échauffer, favoriser la transpiration et l'urine. Elles boiront de l'eau, du café, du thé, etc. Elles prendront beaucoup d'exercice, et dormiront peu. Les personnes maigres suivront un régime contraire.

Ceux qui sont sujets aux aigreurs doivent faire leur principale nourriture de viande ; ceux, au contraire, qui ont des rapports qui tendent à la putridité, ne doivent user que de substances végétales acides.

Les goutteux, les hypocondriaques, les hystériques, éviteront tout ce qui est austère, acide, et propre à s'aigrir sur l'estomac. Leur nourriture doit être maigre, légère, rafraîchissante et de nature apéritive. L'homme de lettres doit moins se nourrir que celui qui s'occupe de travaux pénibles.

et en plein air. Les alimens qui nourrissent très-bien les paysans seraient indigestes aux habitants des villes.

Mais le régime ne doit jamais être trop uniforme. L'usage constant d'une même espèce d'alimens peut avoir de mauvais effets. Dans le premier âge de la vie, ces aliments doivent être légers, nourrissants, de nature délayante, mais répétés souvent. Dans l'âge moyen, ils doivent être solides, et avoir un certain degré de ténacité. Dans l'age avancé, qui semble se rapprocher du premier âge, on doit suivre le régime de cette période. Il doit être léger et plus délayant que celui de l'âge moyen, et même les repas doivent être plus fréquents.

35. Il ne suffit pas pour la santé que le régime soit sain; il faut encore qu'il soit réglé. Un long jeûne, bien loin de réparer les excès, de rétablir le jeu des organes, affaiblit l'estomac, et le remplit de vents. Il faut que les alimens soient pris plusieurs fois par jour, si l'on veut réparer les pertes que le corps fait continuellement, si l'on veut entretenir les humeurs dans leur état sain, et conserver leur douceur. Le jeûne est surtout nuisible aux jeunes gens et aux

personnes âgées qui, lorsqu'elles ont l'estomac vide, sont souvent attaquées de vertiges, de maux de tête, de faiblesse, de vents, auxquels le seul remède est un peu de pain et un verre de vin. On doit abolir l'habitude de ne déjeûner qu'avec une tasse de thé, de café, etc., et un peu de pain. Pour se bien porter, il faut déjeûner convenablement, et dîner légèrement.

Quand une fois on s'est habitué à un certain régime, il est dangereux de le changer subitement ; il ne faut le faire que par degrés, soit qu'on veuille passer d'une nourriture peu substantielle à une plus succulente, soit qu'on veuille changer la qualité, ou retrancher de la quantité des alimens. Cependant un régime trop réglé peut devenir dangereux. On peut varier la quantité de la nourriture, soit en plus, soit en moins, quand les occasions s'en présentent, pourvu que l'on ait toujours attention à la modération et à la tempérance.

Régularité dans les Repas.

36. Il n'est rien de plus nuisible à une bonne digestion que l'irrégularité dans les

heures des repas. Manger à toute heure du jour est également malsain ; si l'on met trop d'intervalle d'un repas à l'autre, l'estomac éprouve des tiraillements, symptômes de ses besoins ; ces tiraillements passés, il semble tomber dans la torpeur, l'appétit cesse, et au moment où l'on se met à table, on éprouve une répugnance à manger. Au contraire, si l'on mange trop fréquemment, l'estomac n'est pas disposé à ce travail répété, les digestions se font mal, et la santé peut s'altérer. Il faut donc mettre des intervalles réguliers entre les repas. Dans la jeunesse, quand l'estomac a toute son activité, que le corps se développe, il est bon de faire ses quatre repas, le déjeûner, le dîner, le goûter, et le souper. Plus tard, on supprime le goûter ; et deux repas copieux suffisent. Il est bon que celui du soir soit plus léger que celui du matin, surtout s'il a lieu à sept heures ou plus tard. Les heures de ces deux repas varient suivant les pays ; ce qui est le plus favorable à la santé, c'est de faire un très-léger repas peu de temps après s'être levé, d'en faire un plus copieux entre dix et onze heures du matin, et le dernier repas, qu'on appelle maintenant le dîner, doit être entre cinq et six heures du soir.

De l'Air.

37. Rien de plus contraire à la santé que l'air malsain. Tous les lieux où l'air est en partie dépourvu de ses qualités, par la respiration des personnes qui s'y trouvent en trop grand nombre, par le feu, par les lumières, etc., deviennent nuisibles aux personnes délicates. L'air des grandes villes, chargé de vapeurs et d'exhalaisons putrides, qui s'élèvent sans cesse des substances, tant animales qne végétales, est également malsain ; les rues doivent être larges et bien percées, afin que l'air puisse y circuler librement.

Les appartements doivent être ouverts à deux airs opposés, surtout les chambres à coucher. Au lieu de faire les lits aussitôt qu'on en est sorti, on doit au contraire les découvrir et les laisserune partie du jour exposés à l'air d'une porte et d'une fenêtre ouverte. Les vaisseaux, les prisons, les hôpitaux, où l'on ne peut employer ces moyens, doivent faire usage de ventilateurs. Le ventilateur est d'une nécessité indispensable dans ces lieux, soit pour la conservation de la santé, soit pour la guérison des maladies, soit pour la salubrité des provisions. On doit encore l'employer dans les mines, dans les caves, dans les salles de spectacles, dans les serres, dans les magasins à blé, etc.

Il serait bien à désirer que les personnes qui sont obligées, pour leurs affaires, de passer le jour dans les villes, allassent coucher à la campagne. Si l'on respire un bon air pendant la nuit, on répare, en quelque sorte, les effets du mauvais air que l'on a respiré dans le jour. Les asthmatiques, les hypocondriaques, les personnes attaquées de consomption, doivent fuir l'air des villes comme la peste. Il faut que les maisons, les châteaux, etc., soient bâtis à une certaine distance des bois, des marais, des lacs, etc.

Il y a peu de remède aussi salutaire aux malades, que l'air frais ; c'est le plus puissant cordial, s'il est administré avec prudence. L'air frais est surtout nécessaire dans les chambres, dans les salles où il y a plusieurs malades rassemblés, dans les infirmeries, dans les hôpitaux, etc. C'est ici que sont utiles les ventilateurs : en servant aux malades, ils servent encore aux médecins, aux chirurgiens, à toutes les personnes employées auprès des malades. Les hôpitaux, toute maison destinée aux malades, doivent être dans une situation favorable pour l'air, et par conséquent à une certaine distance des grandes villes.

Du Soleil.

38. De même que les plantes ont besoin de l'air et du soleil pour vivre, ainsi le corps humain ne peut se passer d'air pur et de lumière. La lumière solaire est indispensable à la vie, et il est nécessaire d'aller se plonger de temps en temps dans un bain de soleil. Si vous examinez les personnes que leur profession oblige à vivre renfermées et qui ne profitent pas de leurs instants libres pour aller se revivifier à la lumière solaire, voyez comme leur teint est pâle et blafard. Leur sang est moins rouge, les vaisseaux lymphatiques sont gorgés de liquide, ils manquent de certains éléments sans lesquels le principe de vie s'altère, et à la longue il se manifeste chez eux des maladies le plus souvent incurables. Il faut donc, de temps en temps, faire des promenades à la campagne, et ne pas craindre la

chaleur ou le hâle. Pourvu que l'on ait la tête garantie contre les coups de soleil, la chaleur, tout incommode qu'elle est quelquefois, est bienfaisante. Le hâle passe vite, et souvent il donne un air de santé aux tempéraments les plus délicats. Voyez les gens de la campagne, qui vivent dans un air pur et lumineux, quelle vigueur ils montrent dans leurs personnes, malgré une nourriture commune, dont ne s'accommoderaient pas les estomacs de la ville ; c'est que le grand air et la lumière remplacent chez eux ce qui manque du côté des aliments.

De l'Exercice.

39. Une loi qui paraît être universelle chez tous les hommes, c'est que, sans exercice, on ne peut jouir de la santé. L'inaction fait tomber les solides dans le relâchement : de là des maladies sans nombre. Les obstructions des glandes, aujourd'hui si communes, n'ont point d'autres causes que le défaut d'exercice. L'exercice préviendra donc cette maladie ; il s'opposera encore à la faiblesse des nerfs, et à toutes les maladies nerveuses ; il facilitera la transpiration, dont la suppression cause une foule de maladies.

Les personnes faibles, valétudinaires, toutes celles dont les occupations n'exigent pas un exercice suffisant, comme les ouvriers sédentaires, les marchands, les gens de lettres, etc., doivent faire de l'exercice une pratique obligatoire et cet exercice doit être aussi réglé que les repas.

Il faut bannir la coutume pernicieuse de rester trop longtemps au lit le matin ; coutume qui est universelle dans les grandes villes. L'air du matin fortifie les nerfs, et remplit, jusqu'à un certain point, l'indication du bain froid. On ferait bien de se lever avec le jour ; qu'on se promène, qu'on monte à cheval, qu'on fasse tout autre exercice en plein air, on se trouvera avoir l'esprit plus gai, plus serein pendant le jour ; on aura plus d'appétit, et tout le corps en deviendra plus fort. On s'accoutumera bientôt à se lever matin, et à le trouver agréable. Rien ne contribue davantage à la conservation de la santé, et à prolonger la vie jusqu'à une vieillesse avancée.

L'exercice est le seul remède pour les personnes inactives qui se plaignent de douleurs dans l'estomac, de vents, de gonflemens, d'indigestions, etc. ; mais, en général, l'exercice doit être pris en plein air. Il ne faut pas s'astreindre à un seul genre d'exercice, il faut se livrer alternativement et s'en tenir le plus longtemps à celui qui est le plus approprié aux forces et à la constitution.

L'espèce d'exercice qui met le plus d'organes en action, est toujours celui que l'on doit préférer ; telles sont la promenade, les courses, l'exercice du cheval, de la nage, de la culture de la terre, de la chasse, de la paume, etc. ; ceux qui le peuvent doivent monter à cheval deux ou trois heures par jour à plusieurs reprises. Les autres doivent employer le même temps à se promener, ou à d'autres exercices ; car l'exercice ne doit jamais être continué trop longtemps. La fatigue lui ôte tous ses avantages ; et au lieu de fortifier le corps, elle l'affaiblit.

L'indolence non-seulement occasionne des maladies, mais encore elle rend les hommes inutiles à la société et donne naissance à toutes sortes de vices. Dire d'un homme que c'est un oisif, c'est dire plus que si on l'appelait vicieux.

Quand l'esprit n'est point occupé de quelques objets utiles, il faut qu'il soit à la poursuite de quelque plaisir, ou qu'il médite quelque mauvaise action. L'homme n'est certainement pas fait pour l'indolence : ce vice renverse tous les desseins pour lesquels il a été créé, tandis que la vie active est le rempart le plus puissant de la vertu, et la conservatrice la plus souveraine de la santé.

40. Le docteur Willish, dans son ouvrage célèbre intitulé l'*Hygiène domestique* énumère les divers genres d'exercice.

1°. *La marche* est l'espèce d'exercice qui se prend le plus habituellement. A la cause mécanique, que produit la marche dans l'économie animale, il faut ajouter son influence sur le cerveau, le cœur, les poumons, et les contractions répétées des muscles, qui meuvent les extrémités inférieures. Or, ces effets immédiats expliquent assez pourquoi la promenade est utile, surtout dans les maladies. Mais elle est plus avantageuse le matin et avant le dîner ; car elle stimule l'organe cérébral, anime son action et éclaircit les idées.

2°. L'*équitation*. Celui qui monte à cheval, soumet son corps à suivre tous les mouvemens de la base sur laquelle il repose. Or, chaque fois que l'animal, en exécutant la marche, le trot, la course, pose le pied sur le sol, il se repercute une somme de mouvement, dont le cavalier réçoit sa part, et qui secoue plus ou moins vivement les parties de son corps. C'est à ces ébranlemens répétés, c'est à leur influence sur le système animal, qu'il faut rapporter les bons effets énoncés en l'article suivant.

4o. *La voiture.* Quand on est dans une voiture, il s'opère un choc, doux ou violent, selon le terrain où elle passe, suivant le plus ou le moins de vitesse qu'opère celui qui la conduit, ou suivant qu'elle est bien ou mal suspendue. Or, ces diverses considérations doivent régler, d'une manière sage et méthodique, l'emploi médicinal de cette gestation ; car si une personne délicate ou âgée fait aller rapidement sa voiture, elle lui fait plus du mal que de bien, à moins qu'elle n'ait des obstructions ; car alors il vaut mieux avoir même une voiture mal suspendue. La voiture, et les travaux qui font agir les bras et les muscles du tronc, sont plus avantageux que la promenade à pied, qui change peu l'état de l'économie animale ; les petites secousses d'une voiture, raniment la circulation dans les intestins et dans la vessie, et elles contribuent à dissiper les engorgements et les embarras qui peuvent s'y être formés. L'usage *du cheval et de la voiture* est des plus efficaces dans une convalescence, dans les maladies nerveuses ou spasmodiques, dans les affections glaireuses, hypocondriaques, dans la paralysie, dans le catarrhe et la toux humide, et dans les diarrhées anciennes, ainsi que nous l'assurent *Ramazzini* et *Sydenham*, en un mot, dans toutes les maladies de long cours, qui sont associées avec une complexion molle du corps. Alors les ébranlemens successifs, réveillent les forces toniques et rétablissent leur vigueur ; mais l'un et l'autre de ces exercices exigent d'être continués long-temps pour en retirer un effet certain ; ils réussissent vraiment, tandis que les remèdes de pharmacie restent sans succès, selon *Vanswieten*. Au reste, si ces exercices sont avantageux en pareils cas, et même dans la vieillesse, ils sont cependant contraires, lorsque le corps a une complexion sèche ou irritable, ou sujette à l'hémorragie.

4o. *La chasse* : Cet exercice a cela de remarquable, qu'étant un amusement, il fatigue moins lorsqu'il est pris avec modération ; mais il est nuisible lorsqu'on s'y fatigue trop.

5o. *Le jeu de boules, le jeu de quilles, le jeu de balle, l'escarpolette*, en mettant toutes les parties du corps en mouvement, divisent les humeurs, facilitent la circulation du sang vers les extrémités, pourvu qu'on ne pousse par ces exercices salutaires au-delà de la moiteur.

6o. *La danse* : Dans cet exercice, l'auteur trouve, 1o l'influence des contractions musculaires sur tous les appareils organiques, qu'elles entraînent dans leur extrême activité. 2o Le produit des secousses que ressentent toutes les parties vivantes, chaque fois que le pied frappe le sol ; mais cet exercice n'est guères bon qu'en hiver, encore faut-il qu'il soit modéré. La danse a de plus les effets bienfaisans que produisent sur l'esprit une compagnie joyeuse et le son des instrumens, mais on en abuse souvent, et elle devient alors pernicieuse ;

et si on y ajoute l'effet de beaucoup de lumières, de la chaleur de l'appartement, et des boissons que l'on y prend, on ne sera pas surpris que des maladies inflammatoires en soient les suites fâcheuses.

On comprend qu'il n'est question ici que d'une danse décente, à laquelle on ne se livre que dans un but de récréation.

7o. *Le jardinage*. Il est certain, que la culture de la terre concourt à la conservation de la santé : non-seulement elle exerce presque toutes les parties du corps, mais on éprouve encore que l'odeur de la terre, et des plantes fraîches, revivifie et récrée les esprits ; tandis que le spectacle perpétuel des choses qui mûrissent, flatte et réjouit le cœur. Ces occupations étaient presque les seules des premiers temps, et lorsque les rois et les conquérans s'amusaient à cultiver la terre, on peut croire, qu'ils en connaissaient tous les avantages pour la santé.

8o. *La Gymnastique* : Cet exercice recommandable par ses effets salutaires, chez ceux, qui ne peuvent ou ne veulent pas sortir de leur maison, consiste à mouvoir le corps au milieu d'un salon, dont les fenêtres doivent être ouvertes, à lever les bras quand le corps incline en devant, sur le bout des pieds, et à les abattre alternativement, quand il s'appuie sur les talons. Tout le système musculaire est ainsi convenablement exercé, sans que le mouvement soit borné à une seule partie.

9°. *La navigation* mérite d'avoir place dans les divers exercices, puisqu'elle est salutaire aux personnes, pourvu que la rivière ne soit pas trop agitée et que les vents ne soient pas trop forts ; car autrement elle donne des vertiges, et dispose au vomissement. Une navigation modérée est une ressource médicinale. Lorsqu'on se promène ainsi sur une rivière agréable, on est étonné de sentir combien les forces digestives montrent alors d'activité : non-seulement l'appétit augmente, mais les personnes qui ont l'estomac faible digèrent plus aisément. Enfin la navigation augmente la transpiration et donne de la gaieté.

10°. *La lecture à haute voix et la déclamation.* Ce moyen est conseillé comme un bon moyen dans plusieurs maux. Le jeu plus étendu, plus vif du diaphragme, imprime aux viscères abdominaux des secousses continuelles, qui animent leur vitalité, augmentent leur action, fortifient leur complexion. Cet effet est surtout sensible sur l'appareil digestif ; ainsi *Celse* conseille-t-il la lecture à haute voix, dans les digestions lentes et pénibles.

Du Coucher.

41. Les lits ne doivent pas être trop mous ; une paillasse et un matelas suffisent, surtout pour la jeunesse. Les sommiers élastiques, quand on s'en sert, ont besoin d'être fréquemment visités ; sans cela les insectes s'y logent et y pullulent.

Les chambres sans alcoves sont préférables à celles qui en ont, parce que l'air y circule plus facilement, tandis que dans les alcoves, l'air reste stationnaire, et s'imprègne des miasmes qui s'exhalent du lit et des vases. Quand on ne peut pas faire autrement que de coucher dans une alcove, il faut la balayer fréquemment, secouer les rideaux, ne pas les tenir fermés, les agiter pour imprimer un mouvement à l'air, en un mot faire son possible pour assainir ce lieu. Ceci est de la plus haute importance pour la santé.

Les couvertures doivent être à la fois

légères et chaudes. Les édredons ont cet avantage, et sont excellents pour l'hiver. En été, il n'est pas prudent de rester sans couvertures, et encore moins de laisser les fenêtres ouvertes. Si la grande chaleur vous force à vous découvrir, il faut rejeter les couvertures sur les pieds, pour les avoir à sa portée et les ramener sur le haut du corps, si l'on se sent refroidir. Souvent les jours de très-forte chaleur sont suivis de nuits très-fraîches, surtout dans les pays chauds ; ou bien un orage rafraîchit l'air tout d'un coup, et si l'on a eu l'imprudence de laisser les fenêtres ouvertes, ce refroidissement surprend le corps en moiteur et peut devenir la cause de maladies graves. Même avec les fenêtres fermées, le refroidissement est sensible, parce que la température intérieure tend à se mettre en équilibre avec celle de l'air extérieur.

En hiver, il faut mettre les couvertures nécessaires, pour conserver au corps une chaleur suffisante, mais sans excès. Il est bon d'avoir les pieds chauds ; il faut donc les couvrir davantage que le corps, et les personnes qui n'ont pas assez de chaleur naturelle pour que les extrémités ne restent pas froides, ne doivent pas hésiter à les réchauffer par une bouteille ou un cruchon que l'on remplit d'eau bouillante au moment de se mettre au lit. C'est une précaution nécessaire que de ne pas se coucher avec les pieds froids.

Du Sommeil.

42. Les enfants doivent dormir autant qu'ils paraissent le désirer : à mesure qu'ils avancent en âge, il faut régler leur sommeil, de sorte qu'à dix ou douze ans, ils ne dormiront pas plus que les adultes, sept ou huit heures.

Il faut contracter l'habitude de se lever de bonne heure. Rien de plus contraire à la santé, que la coutume universelle, surtout dans les grandes villes, de ne se lever qu'à neuf ou dix heures.

La nuit est le seul temps du sommeil ; mais, pour le rendre salutaire, il faut prendre pendant le jour un exercice suffisant, souper légèrement et se coucher l'esprit aussi gai et aussi tranquille qu'il est possible.

L'habitude de dormir après le repas,

quand elle est forte, doit être respectée : d'ailleurs les personnes qui ont les nerfs délicats, tels que les enfants, les femmes et les gens de lettres se trouvent bien de faire la méridienne.

Des Habits.

43. Les habits doivent être relatifs au climat que l'on habite, à la saison, à l'âge, au tempérament, etc. La jeunesse, dont le sang a un fort degré de chaleur, dont la transpiration est facile, n'a besoin, dans nos climats, que d'habits légers ; mais l'âge avancé, par la raison contraire, a besoin d'habits qui fomentent la chaleur et la transpiration. Cet à cet âge que conviennent les camisoles de flanelles, qui affaiblissent les jeunes gens, qui les rendent délicats, et les empêchent d'en tirer de l'utilité, quand les rhumatismes, ou quelqu' autre malad:e sem blable, les rendent nécessaires.

Il serait à désirer qu'on ne changeât pas d'habits de saisons : le drap, singulièrement approprié à notre température, devrait être la seule étoffe dont on fit usage. Il n'y a presque pas de jours dans l'été, où il ne soit supportable. En ne se servant que de cette espèce d'habits, on préviendrait les maladies auxquelles on s'expose, quand on prend les habits d'été trop tôt, et qu'on les quitte trop tard. Les vieillards surtout ne doivent point connaître les habits d'été.

Toute la perfection d'un habit consiste en ce qu'il soit aisé et propre. En conséquence, la mode, ou la forme, ne doivent entrer que pour peu dans la façon ; on ne doit, au contraire, consulter que la santé, le climat et la commodité. Il faut que la poitrine, le bas ventre, les bras et les pieds soient absolument à l'aise. On ne se servira d'aucune ligature étroite dans la manière d'attacher les habits. Les jarretières, les boucles, les cols, les colliers, s'opposent à la circulation du sang, à l'accroissement du corps, et deviennent la cause d'un nombre infini de maladies.

De l'Intempérance.

44. La grande règle de la tempérance est de se tenir à la simplicité. La nature ne demande que des aliments simples et sans apprêts. L'intempérance apporte les plus

grands désordres dans l'économie animale. Elle nuit à la digestion, elle relâche les nerfs, elle rend les secrétions irrégulières, elle vicie les humeurs, et occasionne des maladies sans nombre.

L'intempérance est également dangéreuse dans la satisfaction des autres désirs. Avec quelle promptitude l'abus des liqueurs et de la bonne chère ne détruit-il point la meilleure constitution ? quels deuils ne jette-t-il point dans les familles ? combien de femmes, d'enfants, périssent de besoin, tandis que des pères cruels se livrent sans réserve à leurs appétits insatiables ?

L'ivrognerie est par elle-même, non-seulement le vice le plus abominable, mais encore la source de la plupart des autres vices. Il n'est point de crime, quelqu'horrible qu'il soit, que ne puisse commettre un ivrogne, pour l'amour des liqueurs. On a vu des maris vendre les habits de leurs femmes ; des femmes vendre les habits de leurs enfants ; vendre les aliments qu'elles devaient manger ; vendre même ensuite leurs propres enfants, pour acheter un verre de liqueur.

De la Propreté.

45. Un grand nombre de maladies de la peau sont dues principalement au défaut de propreté. La malpropreté occasionne encore les diverses espèces de vermines, qui infectent les hommes, les maisons, etc. La propreté en est le seul remède. Les fièvres putrides, malignes, etc., commencent ordinairement par ceux qui habitent des maisons malpropres et renfermées ; qui portent des habits sales, etc. La propreté est donc de la dernière importance. En conséquence, on changera souvent de linge pour favoriser la transpiration insensible si nécessaire à la santé ; on changera souvent d'habits, et on tiendra ses appartements très-propres.

La police veillera à ce que les rues des grandes villes soient nettoyées de toutes les ordures dont elles sont sans cesse couvertes. On éloignera les tueries de l'enceinte des villes. Tous ces objets corrompent l'air et engendrent la contagion. Les paysans n'amasseront plus le fumier devant leurs portes ; ils se garderont de coucher dans les mêmes endroits que leurs bestiaux, ou d'y faire coucher ceux qui les gardent.

La propreté est indispensable dans les camps, dans les infirmeries, dans les hôpitaux, dans les vaisseaux. Elle est, seule, un remède contre plusieurs maladies. Il est de la dernière importance de changer les malades de linge. Il n'y a pas de cas où un malade ne doive être changé, quand il est sali.

Une personne en santé doit changer tous les jours de linge. Elle doit faire fréquemment usage de bains ; se laver tous les jours les mains, le visage et souvent les pieds.

La propreté a plus d'attraits à nos yeux que la parure : elle est un ornement pour tous les états ; personne n'en est dispensé ; elle doit être pratiquée avec le plus grand soin partout; mais dans les villes peuplées elle doit être révérée.

De la Contagion.

46. De nombreuses maladies sont contagieuses. On doit donc, autant que l'on peut, éviter toute communication inutile avec les malades. Le malade n'a besoin que de ceux qui, par état, par devoir, ou par bienfaisance, se destinent à le soigner.

Les médecins et les personnes charitables doivent éloigner d'auprès d'un malade toute personne inutile. C'est le seul moyen d'arrêter les progrès de la contagion. Le malade lui-même en retirera un avantage. Son imagination, facile à s'effrayer, ne sera plus exposée aux propos sourds et à petit bruit, aux contenances effrayées et tristes de ces gens oisifs, qui ne manquent jamais de déconcerter son esprit, et par là d'aggraver la maladie.

On bannira l'usage ordinaire, surtout parmi le peuple et à la campagne, d'inviter un grand nombre de personnes aux funérailles, et de les assembler pendant quelque temps dans la chambre du mort, parce que c'est encore un moyen de propager la contagion, qui ne meurt pas toujours avec le malade. Il faut enterrer promptement ceux qui périssent de fièvres malignes, putrides, etc., et l'on doit éviter de s'en approcher.

Il est dangereux de se servir des habits qu'ont portés des malades, à moins qu'ils n'aient été lavés et exposés à la fumée de plantes odorantes, du vinaigre, du soufre, ou à l'air, pendant un temps assez considérable.

Les prisons, les hôpitaux, etc., répandent souvent la contagion dans les villes. Il est du devoir du gouvernement de reléguer ces lieux hors de leur sein.

Les habitants des villes doivent choisir une habitation bien exposée, parce que leur atmosphère n'est qu'une masse corrompue, chargée de particules les plus pernicieuses. Ils doivent encore éviter les rues étroites, malpropres, et sombres. Ils doivent tenir propres leurs maisons et leurs laboratoires ; sortir et se tenir en plein air aussi souvent que leurs affaires pourront le leur permettre.

Ceux qui, par état, soignent les malades, si la maladie est contagieuse, doivent prendre du tabac, ou de toute autre plante odorante, très-forte, comme la rue, la tanaisie, etc. Ils doivent tenir les malades très-propres, et arroser la chambre avec du vinaigre, du chlorure de chaux, etc. Ils ne doivent point aller dans le monde, sans avoir changé d'habits, sans s'être lavé les mains, le visage, etc.

Les maîtres ne doivent point garder dans leurs maisons leurs domestiques malades, si la maladie est contagieuse, autrement ils courront les risques d'en voir leur famille attaquée.

Les hôpitaux seraient moins sujets à propager la contagion, s'ils étaient situés hors des grandes villes ; si les malades n'y étaient point amoncelés les uns sur les autres, dans de petites salles ; si la propreté et les ventilateurs n'y étaient point négligés ; s'ils étaient plus nombreux, et s'ils étaient construits d'après les conseils de la science. Les maladies contagieuses qui s'engendrent communément parmi les pauvres, trouveraient leurs tombeaux dans les hôpitaux, et ne seraient plus dans le cas de se communiquer aux personnes plus aisées, et souvent de produire des épidémies. C'est ce qu'on comprend bien mieux aujourd'hui qu'autrefois.

Des Passions.

47. Les passions ont une grande influence, et sur la cause des maladies, et sur la guérison.

La colère trouble l'esprit, déforme les traits du visage, précipite le cours du sang, et dérange toutes les fonctions vitales et animales ; elle cause souvent la fièvre, des maladies aiguës, et quelquefois la mort subite. Les personnes délicates, attaquées de maladies nerveuses, doivent être singulièrement en garde contre les excès de cette passion.

Le ressentiment, que souvent nous sommes maîtres de bannir de notre âme, épuise les forces et l'esprit, occasionne les maladies chroniques les plus opiniâtres, et mine insensiblement la meilleure constitution. Rien ne montre plus de grandeur d'âme que le pardon des injures.

La peur, que la nature ne nous a donnée que pour notre conservation, conduit souvent à la perte de la vie. Une peur subite a, en général, les effets les plus funestes. Les accès épileptiques, et les autres maladies convulsives, en sont souvent les suites. On doit donc soigneusement veiller à ce que les enfants ne soient point effrayés, et à ce qu'ils ne s'effraient point les uns les autres.

Les effets prolongés de la peur sont encore plus dangereux. La crainte constante d'un mal futur, en séjournant dans l'âme, occasionne souvent le mal même que l'on craint. De là le grand nombre de personnes qui meurent des mêmes maladies qu'elles avaient appréhendées pendant longtemps.

Un autre usage, souvent funeste aux malades, c'est celui dans lequel sont des médecins imprudents et de prétendus savants, de pronostiquer l'issue de la maladie. On a beau ne pas donner son opinion en présence du malade ; un malade sensible l'a bientôt apprise par l'air triste, par les pleurs, par les propos interrompus de ceux qui l'entourent. On ne voit pas de quel droit un homme annonce la mort à un autre, surtout lorsque cette déclaration est capable de le tuer. Une réponse équivoque, lorsqu'on est interrogé sur le sort d'un malade, est, sans contredit, la plus sage, comme la plus sûre, dans une circonstance où l'on ne doit tendre qu'à exciter les espérances.

Le chagrin est de toutes les passions celle qui est la plus destructive de la santé : ses effets n'ont point d'interruption ; et quand il se fixe profondément dans l'âme, il a les suites les plus fâcheuses. Le chagrin se change en une mélancolie continue, qui ôte les forces de l'âme et mine le tempérament.

La véritable grandeur d'âme consiste à supporter avec courage les malheurs qui assiègent la vie. Gardons-nous donc de céder au chagrin ; cherchons la consolation, embrassons-la de quelque part qu'elle nous vienne : que notre âme ne reste pas longtemps attachée sur un objet, surtout s'il est désagréable, et nous échapperons aux dérangements d'estomac, aux indigestions, aux affaissements de l'esprit, au relâchement des nerfs, aux vents dans les intestins, à la corruption de toutes nos humeurs.

Nous sommes presque autant maîtres de commander à notre âme, que nous le sommes dediriger le régime de notre corps ; en conséquence, lorque le chagrin se présente, cherchons la société des gens gais : entremêlons nos travaux d'amusements et de récréations ; livrons-nous à la variété des scènes que la nature se plaît à nous offrir partout et dont le but est sans doute d'empêcher que notre attention soit trop longtemps fixée sur un objet : occupons-nous. On voit rarement que ceux qui ont des affaires qui demandent de l'occupation, soient chagrins. Cultivons les plaisirs honnêtes ; ils semblent donner de la rapidité au temps, et ils ne peuvent avoir que les suites les plus heureuses, mais surtout efforçons-nous d'avoir une entière confiance en Dieu, en nous disant qu'il est le maître de la vie et de la mort, et que tout ce qu'il veut est pour notre bien.

La plupart de ceux qui sont dans le chagrin se livrent à boire, mais le remède est pire que le mal. Il est rare qu'à la fin ils ne ruinent leur fortune, leur tempérament, leur réputation.

Le meilleur moyen de s'opposer à la violence des passions, est en général de se livrer à celles qui y sont opposées, et d'appliquer tellement son esprit aux choses utiles qu'il ne lui reste plus de temps pour réfléchir sur ses malheurs.

Des Évacuations.

48. Un signe de bonne santé, c'est la régularité des évacuations. En général, une selle par jour suffit pour une personne adulte. Les selles moins fréquentes sont nuisibles, parce que le séjour prolongé des matières dans les intestins les irrite, et donne lieu à beaucoup d'inconvénients. Les selles trop fréquentes indiquent des digestions mal faites; une grande partie des substances

destinées à la nourriture du corps sont évacuées inutilement. Il faut donc viser à avoir une selle par jour et à n'en avoir qu'une. Le moyen de se la procurer, est de se lever de bonne heure, de se promener en plein air, et de mener une conduite régulière dans le régime ; si, indépendamment de ces précautions, la constipation persistait, il faudrait suivre le conseil de Locke, se présenter à la garde-robe tous les matins, que l'on ait besoin ou non. Une habitude de cette espèce peut, avec le temps, devenir une seconde nature.

Il faut se garder d'employer des médicaments, surtout des purgatifs, pour la simple constipation. C'est en vivant de régime, et en évitant tout ce qui est de nature échauffante et astringente, qu'il faut y remédier.

Les personnes trop relâchées useront d'aliments qui resserrent et fortifient, tels que le pain de froment, le fromage, les œufs, le riz bouilli dans du lait, etc. Elles boiront du vin rouge, du vin de Bordeaux, de l'eau-de-vie et de l'eau pannée, etc. Elles porteront de la flanelle, elles se tiendront les pieds chauds, et emploieront tous les moyens capables de favoriser la transpiration, dont ce relâchement dépend quelquefois.

La libre évacuation de l'eau prévient et guérit plusieurs maladies. Dès que le besoin s'est fait sentir, il est de la dernière importance de le satisfaire. On a vu des maladies graves de la vessie n'avoir d'autres causes que d'avoir retenu trop longtemps la satisfaction de ce besoin.

De la Transpiration.

49. On appelle transpiration l'évaporation visible ou invisible des liquides du corps à travers la peau, qui est l'organe de cette fonction. La sueur est de la transpiration à l'état liquide et par conséquent visible ; la transpiration à l'état gazeux n'est pas visible, mais elle n'en existe pas moins, et elle est d'une si grande importance pour la santé, que nous ne sommes exposés qu'à un très-petit nombre de maladies, tant qu'elle a lieu, et dès qu'elle est supprimée, tout le corps est malade.

C'est à la suppression de la transpiration que sont dûs les rhumes, maladies qui tuent plus de monde que la peste. En examinant les malades, on trouve qu'ils doivent la plupart de leurs maladies, soit à des rhumes violents dont ils ont été attaqués, soit à des rhumes légers qu'ils ont négligés.

La cause ordinaire de la suppression de la transpiration, est l'inconstance du temps. Le meilleur remède est de s'exposer à l'air habituellement. Ceux qui restent enfermés sont plus susceptibles de s'enrhumer.

Une autre cause, ce sont les habits mouillés. Il est difficile que ceux qui sont fréquemment à l'air évitent cet accident. Aussitôt qu'on s'en aperçoit, il faut changer d'habits. Ce sont surtout les gens de la campagne qui doivent faire attention à ce conseil. On les voit avec leurs habits tout mouillés, s'asseoir ou se coucher dans les champs, et souvent dormir toute la nuit dans cet état : rien de plus dangereux.

Une troisième cause, ce sont les pieds humides, qui donnent souvent lieu aux coliques, aux inflammations de poitrine, à la passion iliaque, au choléra-morbus, etc. Les personnes délicates, celles qui ne sont point accoutumées à avoir, ni les habits, ni les pieds mouillés, doivent être singulièrement en garde à cet égard. Ces personnes n'ont rien de mieux à faire, dans ce cas, que de se laver les pieds dans de l'eau tiède ; si elles étaient mouillées à un certain degré, elles se mettraient entièrement dans un bain.

Une quatrième cause, est le serein ou l'air de la nuit. Le serein qui tombe abondamment après la chaleur du jour rend le commencement de la nuit plus dangereux que le temps froid. Les voyageurs, les journaliers, tous ceux qui sont exposés à la chaleur du jour, les personnes délicates, doivent éviter le serein avec le plus grand soin.

Une cinquième cause, ce sont les lits humides. On doit se garder de coucher dans les lits que les familles réservent pour les amis, à moins que ces lits ne servent aux domestiques. ou à toute autre personne, pendant l'intervalle. Les lits qui sont dans les chambres sans feu, sont dangereux, et les voyageurs doivent les fuir comme la peste. Un voyageur, transi de froid et mouillé, ne rétablira la transpiration qu'au moyen d'un bon feu, de boisson chaude, et d'un lit sec.

Une sixième cause, ce sont les maisons humides. Rien de plus dangereux que les maisons qui sont situées dans un terrain humide et marécageux. Le rez-de-chaussée, le premier étage, doivent être très-élevés. On évitera d'habiter dans des maisons nouvellement bâties, soit à cause de l'humidité, soit à cause de l'odeur que fournissent le plâtre, la chaux, les peintures, etc. L'asthme, la consomption, les autres maladies des poumons, si communes parmi ceux qui travaillent au bâtiment, prouvent assez combien les maisons nouvellement bâties sont malsaines.

La septième et dernière cause de la suppression de la transpiration, est le passage subit du chaud au froid. On ne s'enrhume guère qu'après avoir eu chaud. Quand on a bien chaud, il faut se couvrir de ses habits avant que de se mettre à l'air. Les ouvriers auront surtout cette attention. Ils ne dormiront point en plein air, quand ils auront chaud. Ils ne boiront point de liqueurs froides et légères. S'ils sont tourmentés par la soif, ils peuvent mâcher des fruits, des plantes acides, que la nature nous offre de toutes parts. Une gorgée d'eau, gardée dans la bouche, et rejetée ensuite, produit le même effet. On peut ajouter une bouchée de pain à cette gorgée d'eau, et ce moyen apaisera la soif encore plus sûrement, et on courra moins de danger.

Quand l'on a extrêmement chaud, une gorgée d'eau-de-vie est indispensable ; mais si une personne, ayant chaud, a été assez imprudente pour boire abondamment d'une liqueur froide, il faut qu'elle continue de s'exercer, jusqu'à ce que la boisson soit entièrement échauffée dans l'estomac, sans quoi cette boisson peut avoir des suites funestes. Elle a causé quelquefois des morts subites ; mais souvent des enrouements, des esquinancies, des fièvres de mauvais caractère, etc.

On se gardera de se tenir, dans un appartement chaud, à l'ouverture d'une porte ou d'une fenêtre, surtout si l'on est habillé légèrement ; on a vu souvent en résulter des fièvres inflammatoires, la consomption, etc. Dormir les fenêtres ouvertes n'est pas moins à craindre.

Il est dangereux de tenir ses appartements trop chauds : on ne peut alors sortir pour visiter ses amis sans exposer sa vie : on se gardera de se plonger dans l'eau froide, après avoir eu chaud : les fièvres, même la folie, ont souvent été les suites funestes de cette conduite.

Concluons sur les causes ordinaires de s'enrhumer, qu'il faut éviter avec le plus grand soin tout passage subit du chaud au froid ; qu'il faut se tenir dans une température égale, autant qu'il est possible. et, dans l'hypothèse contraire, qu'il ne faut se rafraîchir que graduellement. Nous terminerons ces préceptes par le conseil si justement vanté de Celse, relativement à la conservation de la santé : « Celui, dit-il, qui « est doué d'une bonne constitution, et qui « se porte bien, ne doit s'astreindre à aucun « régime. Il faut qu'il varie très-souvent sa « manière de vivre, qu'il soit, tantôt à la « ville, et tantôt à la campagne ; qu'il aille « à la chasse ; qu'il voyage sur mer ; qu'il « se repose souvent, et que plus souvent « encore il prenne de l'exercice. Il ne « doit se refuser aucune des espèces d'ali- « ments qu'on sert ordinairement sur nos « tables ; mais il faut qu'il mange quelque- « fois plus et quelquefois moins : aussi doit- « il se trouver tantôt à des festins, tantôt « s'en abstenir. Il vaut mieux qu'il fasse deux « repas par jour qu'un seul ; et il mangera « de tout avec confiance, pourvu qu'il puis- « se le digérer. »

Il doit fuir avec la plus grande attention, tandis qu'il se porte bien, les excès, de quelque genre que ce soit, afin de ne pas altérer et ruiner cette vigueur de constitution, nécessaire pour supporter les maladies lorsqu'elles arrivent.

Du soin des petites indispositions.

50. S'il faut se garder de soins trop minutieux de sa santé, il ne faut pas pour cela négliger de soigner même les plus petites indispositions. Il est vrai que les soins doivent se proportionner au malaise que l'on éprouve. Le plus souvent ces légères indispositions n'ont pas de suite, mais ce n'est pas une raison pour ne pas y faire attention. Si vous n'avez pas d'appétit, et que vous mangiez comme à votre ordinaire, vous risquez d'avoir une indigestion, et souvent on a vu les indigestions dégénérer en maladies graves.

Règle générale : si vous n'avez pas faim, ne mangez pas, surtout si vous éprouvez de la répugnance à manger. La suppression d'un repas ne peut vous faire aucun mal ; remplacez-le par une boisson quelconque, une tasse de tilleul, un verre d'eau sucrée avec de l'eau de menthe ou de fleur d'orangers. Le plus souvent l'appétit sera revenu au repas suivant.

Si vous avez mal à la tête, ne mangez pas, ou mangez peu. Le mal de tête est souvent le symptôme d'un malaise de l'estomac.

Si vous éprouvez des frissons, des douleurs dans les jointures, dans les reins, il est bon de se mettre à la diète ; ce pourrait être le début d'une maladie, et dans ce cas il vaut mieux avoir l'estomac vide que chargé d'aliments qu'il n'est pas disposé à digérer et dont ordinairement il se débarrasse par des vomissements, non sans avoir fait éprouver les malaises pénibles qui en sont le prélude.

Le repos et la diète, voilà les grands remèdes contre les indispositions. Vouloir braver le mal, comme s'il n'existait pas, c'est souvent l'aggraver. Il est un autre remède où l'eau joue le principal rôle au moyen d'un instrument que tout le monde connaît et qu'il est inutile de nommer. Ce remède-là dirigé contre les douleurs d'entrailles, contre la constipation et aussi contre le relâchement, doit être employé à propos et sans abus. Il ne faut pas qu'une répugnance assez commune vous empêche d'y avoir recours quand il est indiqué ; vous pourriez vous en repentir, tandis que le plus souvent les malaises qu'il a à combattre disparaissent rapidement quand on ne tarde pas à l'employer.

La diète, ou plutôt la diminution des aliments, est nécessaire, quand on se sent la bouche pâteuse, quand on a la langue chargée, l'estomac douloureux.

Un rhume est une maladie bénigne, mais c'est une maladie, et on ne doit jamais le négliger. Négliger un rhume, c'est continuer à s'exposer aux transitions subites du chaud au froid sans précautions. Si l'on a soin de se couvrir un peu plus, de ne pas rester sans feu l'hiver, de transpirer au moyen de boissons chaudes, on peut espérer qu'un rhume n'aura pas de suites mauvaises. En général il débute par un mal au gosier, qu'il faut combattre par des boissons adoucissantes et tièdes. Le rhume de cerveau vient ensuite, et quelquefois il paraît au début ; enfin arrive la période de la toux qui se prolonge plus ou moins suivant les tempéraments. Tant que ces phases diverses du rhume n'ont pas passé, il faut continuer ses précautions.

Si les malaises dont nous venons de parler présentent des symptômes plus graves, il ne faut pas hésiter à appeler le médecin.

Des Remèdes.

51. Il faut user des remèdes, et non pas en abuser. On voit des gens qui, au moindre malaise, cherchent un soulagement. Celui-ci prend une infusion, celui-là de l'éther ; l'un a foi au laudanum, l'autre à la belladonne ; quelques-uns attachent une vertu universelle à tel ou tel purgatif ; enfin on composerait tout un codex de remèdes que l'on prend sans nécessité, au lieu d'attendre patiemment que le malaise ait passé à l'aide du sommeil ou de la diète. On paraît ignorer généralement qu'il y a dans l'organisme une force curative qui, sans aucun secours extérieur, dissipe l'indisposition ou la maladie légère. Où en serions-nous si cette force n'existait pas, puisque c'est elle qui entretient la vie, et la défend contre tant de causes qui l'attaquent. Le froid, la chaleur, l'humidité, la sécheresse,

la fatigue, les excès de tous genres sont les ennemis du principe vital, mais la nature a des moyens de résistance en elle-même indépendamment de tout remède. Il faut avoir confiance en ses forces, et l'expérience vous prouvera que presque toujours elle saura se débarrasser toute seule du mal que vous vous efforcez de combattre en ingérant des substances qui sont inutiles quand elles sont inoffensives, et qui peuvent avoir des résultats fâcheux quand elles sont énergiques.

Donc dans les petites indispositions, ne prenez pas de remèdes. Nous n'appelons pas remèdes quelques boissons édulcorées. Si le mal s'aggrave, ne prenez que les remèdes que le médecin ordonnera. Surtout, soyez assez raisonnables pour ne pas blâmer le docteur quand il ne vous ordonne rien que quelque tisane. Il sait mieux que vous ce qui vous convient, et quand il s'abstient de prescrire des remèdes, c'est qu'il a plus de confiance que vous dans les forces de la nature. Bien souvent un médecin n'ordonne une potion que pour calmer l'imagination du malade. C'est surtout parmi le peuple qu'il est obligé à cette condescendance, car le peuple se figure que le médecin tient en ses mains les clés de la santé et de la maladie, et que les remèdes sont cette clé. Il perd confiance dans le médecin qui est sobre d'ordonnances. Ne soyez pas peuple, et sachez que si un remède appliqué à propos est utile, un remède pris hors de saison ou à doses trop fortes peut être très-dangereux. Quand le mal est grave, le médecin use des moyens énergiques que la science lui indique ; lui seul doit fixer la dose, et le pharmacien qui exécute son ordonnance doit être aussi attentif que scrupuleux, car le remède est le plus souvent composé avec des substances qui sont de vrais poisons. Si vous étiez bien pénétré de cette idée, vous y regarderiez à deux fois avant de faire entrer des remèdes dans votre estomac.

Ne vous habituez donc pas aux remèdes. Bien des vies ont été abrégées par des remèdes trop fréquents. Observez les animaux qui vous entourent ; s'ils sont malades, ils ne mangent pas, ils restent couchés, ils ne boivent presque pas, et leurs maladies se passent ainsi. C'est la nature qui leur donne l'instinct d'agir de la sorte. Elle vous le conseille par leur exemple.

Loin de nous la pensée de blâmer l'usage des remèdes; c'est l'abus que nous blâmons, et un médecin prudent n'en abuse jamais. Fiez-vous à son expérience, et allez au devant de sa pensée, quand vous serez malade, en lui montrant de la répugnance à prendre des remèdes. Alors quand il vous en ordonnera, c'est qu'ils seront indispensables, et non pas dans le but de calmer votre imagination.

Dans les douleurs aigües, les remèdes soulagent, mais ce ne sont en général que des palliatifs. Le remède qui a calmé une douleur intolérable n'en a pas fait disparaître la cause. Prenez-le si vous ne pouvez pas supporter la douleur, mais si la douleur n'est pas trop vive, sachez souffrir un peu, et le mal passera sans remède. Songez que les remèdes qui calment les douleurs sont presque tous des narcotiques, comme l'opium, la belladonne, etc.; et que ces substances prises à hautes doses sont des poisons qui tuent; qu'elles ne diminuent les souffrances qu'en diminuant l'énergie du principe vital. Connaissant bien leurs effets, vous serez moins porté à les introduire dans votre corps.

Pour conclure, la personne qui se porte bien habituellement, qui fait bien ses digestions, qui supporte aisément la fatigue, qui n'éprouve quelque malaise que de loin en loin doit s'abstenir de prendre des remèdes. Ce ne sera que dans le cas de maladie, et sur l'avis du médecin qu'il y aura recours. Voilà ce que l'hygiène conseille.

Soins des diverses parties du corps.

52. *Tête.* Il est avantageux de s'accoutumer dès la jeunesse, à se laver souvent la tête pour en ouvrir les pores. C'est une erreur de croire qu'il y a du danger, soit à la laver, soit à la laisser ensuite exposée à l'air libre. On en reçoit au contraire plus d'aise et de liberté dans la pensée. Les gens sédentaires ou studieux doivent prendre la coutume de se promener la tête nue dans un air frais, ou même un peu froid, comme un moyen excellent de prévenir les maux provenant de l'inaction du corps, ou de la trop grande application de l'esprit. L'effusion de l'eau est un remède efficace contre l'abondance du sang vers cette partie, surtout lorsqu'on est sujet à des maux

de tête, à des vertiges et encore plus lorsqu'on est menacé d'apoplexie. C'est un bon moyen de se fortifier la tête, de s'accoutumer à la laisser exposée à l'air libre : par là on éprouve plus de liberté dans les facultés intellectuelles : aussi les gens d'étude ne sauraient trop s'éponger la tête avec de l'eau en y mêlant un peu d'eau spiritueuse.

53. *Bouche.* Il faut la rincer après les repas, et se tenir les dents propres.

Dents. Toutes les fois qu'on a mangé, il faut nettoyer les dents avec un cure-dent, et jamais avec une épingle, ni un couteau ; mauvaise coutume, qui gâte les dents. Il faut se rincer ensuite avec du vin blanc tiède, où l'on aura mis un peu d'eau-de-vie ou de kina, ce qui les fortifiera. Il faut, pour affermir les dents et les gencives, les frotter tous les jours, avec une brosse un peu rude, et se rincer ensuite avec quelque elixir. On recommande les feuilles et les baies de myrthe, appelées myrtilles, pour affermir les dents ébranlées. Il faut prévenir la carie des dents, et prendre à cet effet un grain de sel dans la bouche, et quand il est fondu, s'en frotter les dents avec la langue. Lorsqu'il survient de la douleur à une dent, il faut y mettre un bouton de cresson de de pera, qui, en faisant saliver, emporte la douleur. Si la dent est cariée, il faut mettre du kina dans la cavité, et appliquer sur la dent, du coton imbibé dans l'huile de cajaput ou de laudanum. On peut appliquer extérieurement de l'essence de pimprenelle, avec autant de laudanum, en y ajoutant 1 ou 2 gouttes de l'huile essentielle de clou de gérofle. Mais si la douleur est insupportable, il faut se décider à la faire arracher. Si au contraire on ressent de la douleur à plusieurs dents, c'est alors une fluxion.

54. *Oreilles.* La santé exige qu'on donne de l'attention à ses oreilles de temps en temps avec un cure-oreilles, afin que l'accumulation du cérumen, qui est sujet à s'épaissir, n'altère pas le sens de l'ouïe ; car en négligeant cette précaution on peut devenir sourd. Il est prudent de tenir du coton dans les oreilles, quand on est sujet à des fluxions à la tête et quand on est vieux.

55. *Yeux.* Quand on s'éveille, il ne faut pas exposer ses yeux à un grand jour, ni même à une grande lumière ; il faut donc s'y accoutumer peu à peu.

On ne doit pas, pendant l'aurore, le crépuscule ou le clair de lune, lire ou écrire, ni en plein air ni au grand jour, mais à un jour modéré par un rideau. Un bureau doit être placé de manière, que la fenêtre qu'on ne doit pas tenir ouverte, soit à gauche, et que la main droite ne jette pas d'ombre sur le papier ; il ne doit pas être trop près d'un angle de la pièce, parce qu'alors on a un jour peu favorable, et on ne doit pas s'asseoir trop près du mur, ce qui est préjudiciable aux yeux. Il est certain que les yeux fatiguent moins en écrivant qu'en lisant. On ne doit pas quand on lit ou écrit à la lumière s'y placer en face, il faut prendre une direction latérale. Un bureau doit être incliné, pour que la poitrine et les yeux fatiguent moins. La plus utile défense des yeux contre la lumière des lampes, est un abat-jour. Plus un livre est attrayant, plus on est porté à en continuer la lecture ; il faut au contraire laisser reposer ses yeux par intervalles. Il est plus aisé de lire sa propre écriture que celle d'un autre. Le bain d'eau froide et pure fortifie les yeux, mais il ne faut pas l'employer au-delà de trois fois par jour, et jamais immédiatement après son lever, mais lorsque leur humidité a été parfaitement évacuée. Ce bain froid est mieux placé après le dîner et après le souper, temps où les yeux en ont plus besoin. Il faut non-seulement baigner les yeux ou les laver, mais encore le front, le derrière des oreilles ; de temps en temps la tête, surtout la partie supérieure. On doit les laver promptement et les essuyer avec précaution : une éponge saturée d'eau est préférable. Il faut la tremper plusieurs fois dans l'eau froide en tenant la tête renversée ; et pendant l'opération remuer bien doucement et ouvrir ensuite les yeux avec précaution. Le bain des yeux dans de petits verres est moins bon, parce que l'eau devient bientôt tiède. Les exhalaisons des latrines, des écuries, ou d'un poële qui donne quelque odeur leur sont nuisibles, de même qu'un trop long sommeil. Les tribunes des églises, les hautes loges des salles sont préjudiciables à la vue. Toutes les fois qu'on est devant une cheminée où brille un certain feu, il faut en éviter la vue en prenant un écran, à défaut on doit se servir de son chapeau : toutes les fois qu'on entre dans sa maison ou dans une autre, il faut quitter son chapeau pour ne le remettre sur la tête qu'en sortant. Il faut rester le moins que l'on peut dans une pièce trop éclairée, ou qui renferme des objets éblouissants comme très-nuisibles à la vue. La couleur d'un vert pâle est la meilleure pour les yeux, aussi une salle dont les murs sont d'un pareil vert sans peinture, est très-propre à la conservation des yeux.

56. *Corps.* Les bains et les frictions sont très-favorables à la santé, les premiers en entretenant la peau dans un état de propreté indispensable, les secondes en l'excitant et la rendant ainsi mieux propre à remplir ses fonctions.

57. *Mains.* Il n'est pas besoin de dire qu'on doit les laver fréquemment et les avoir constamment propres. Il ne faut employer le savon que quand il est nécessaire; le plus souvent l'eau pure suffit pour entretenir la propreté des mains.

58. *Pieds et Jambes.* Il faut se laver une fois par mois les jambes et les pieds. Ceux-ci doivent être ratissés ainsi que les orteils. On doit aussi rogner les ongles des pieds, sans attendre qu'ils soient trop longs ; il ne faut pas les couper trop courts pour ne

pas causer des blessures, car elles sont suivies de conséquences dangereuses. Ces petites opérations aux pieds et aux jambes aident à la transpiration, et préviennent les rhumes. Si au contraire on laisse la peau dure et épaisse, cela empêche le sang de s'y porter et nuit à la transpiration. Une marque de santé est une chaleur douce, et une certaine transpiration aux pieds.

Bains.

59. Le bain ne sert pas seulement à nettoyer la peau, à la rendre plus apte à exécuter ses fonctions : il rafraîchit aussi l'esprit, il répand sur tout le système nerveux une sensation d'aise, d'activité et de plaisir. Il entretient dans nos organes intérieurs cette admirable harmonie, qui contribue tant à notre santé et la personne accablée des peines d'esprit et de corps, trouve du soulagement dans le bain. Le bain prolonge la jeunesse, en conservant aux membres leur mollesse et leur souplesse, et donne de la flexibilité aux articulations ; il retarde puissamment la vieillesse, qui épuise par degrés les humeurs, et enlève

aux différentes parties du corps leur élasticité. Quelle erreur de la part des gens âgés, en croyant que le bain tiède affaiblit et relâche le corps ; il ne produit cet effet, que lorsqu'il excède la température du sang ; il faut qu'il soit de 25 à 30 degrés centigrades suivant la saison. Il est alors restaurant et indiqué dans les maux de nerfs et les spasmes. Quant *aux bains chauds*, ils sont ordinairement nuisibles. *Hippocrate* a établi à cet égard, une règle essentielle, en disant : Le bain chaud fortifie, si la chaleur naturelle du corps est plus grande que celle du bain. Il affaiblit s'il est plus chaud que la chaleur du corps. *Short* dit d'un autre côté, quant au bain froid, qu'on connaît son bon effet à la chaleur qui succède au froid, ainsi qu'à la rougeur et à la sueur légère. On doit d'ailleurs s'abstenir du bain, si l'on reste avec un sentiment de froid après en être sorti. Au reste, l'on ne doit pas se baigner lorsqu'on a très-chaud, ou l'estomac chargé d'alimens, ou mal à la tête ; il faut refroidir le bain peu à peu avant d'en sortir. Il est bon avant d'y entrer, de se frotter toutes les parties du corps avec de la flanelle. Il faut d'ailleurs, quand on est dans le bain, se frotter avec du savon, avec une brosse ou avec la main, ainsi que le veut le fameux docteur Willich dans son Hygiène. Cet auteur réfute en même temps l'erreur de bien des gens, qui croient bien faire de rester tranquilles dans le bain. Il exige le contraire, l'agitation augmentant, dit-il, l'action des vaisseaux cutanés, et facilitant l'absorption du calorique de l'eau. Il veut aussi qu'à défaut de bains, on se lave et on se frotte le corps, de 4 en 4 jours, avec de l'eau tiède, et mieux encore avec de l'eau froide, comme un fortifiant pour les adultes, et même pour les gens vieux.

Bains d'Eaux Minérales ou Thermales.

60. Toutes les fois que les bains domestiques n'opèrent pas pour les dartres, les rhumatismes, les paralysies, etc. il faut nécessairement recourir à des bains minéraux, qui, tout en humectant, donnent du ton et opèrent les plus grandes guérisons ; tels sont ceux de Barrége, d'Aix en Savoie, de la Malou, de St-Laurent, de Bagnols, de Gréoux, et une foule d'autres qui ont à peu-près les mêmes vertus. Mais quant aux

bains de Balaruc, de Digne, et autres qui sont bien plus forts que les précédents, ils ne doivent être employés que dans des cas particuliers, et seulement d'après le conseil des médecins éclairés.

Bains de Mer et de Rivière.

61. Ces bains sont également d'un bon usage, comme application tonique, et favorable autant aux personnes faibles, qu'à celles qui sont en santé. Leur vertu stimulante et pénétrante procure deux avantages. Le premier, c'est qu'étant un remède convenable à la nature, ils conservent et fortifient la santé. Le second, c'est que le spectacle de la mer ou d'une grande rivière, produit une impression capable d'influer favorablement sur le système nerveux ; cependant il est des tempéraments, auxquels ils peuvent être nuisibles autant que les bains totalement froids.

Conclusion.

62. Les conseils qui précèdent peuvent se résumer en quelques préceptes essentiels : Être réglé en tout, dans les repas,

dans le sommeil, dans les aliments, éviter les excès de toute nature, faire de l'exercice, se garder des refroidissements subits, se tenir dans une grande propreté, ne prendre des remèdes que sur l'avis du médecin, et tout cela sans soins minutieux et avec une ferme confiance en la Providence de qui dépend uniquement notre existence.

FIN.

TABLE QUESTIONNAIRE

FIN DE LA TABLE.

Imprimerie AMÉDÉE CHAILLOT, à Avignon.

www.ingramcontent.com/pod-product-compliance
Ingram Content Group UK Ltd.
Pitfield, Milton Keynes, MK11 3LW, UK
UKHW022117190726
13855UKWH00003B/916

9 782013 182966